Tus Dientes Te Hablan

El lenguaje de la boca humana

Josep Àngel Grau Subirà

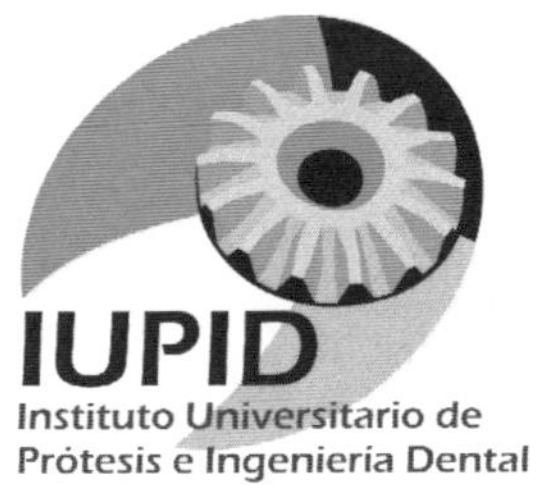

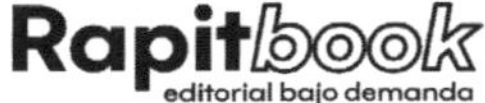

Sobre el autor:

Josep Àngel Grau Subirà (Barcelona, 1958) es protésico dental, investigador independiente y creador de la Psicodontología Protésica (POP) e Integrativa (POI), una metodología que integra técnicas, biología oral, experiencia emocional y lectura simbólica del cuerpo para hacer consciente lo inconsciente.

En su trayectoria profesional ha desarrollado una formación amplia y transversal en ámbitos técnicos, científicos, humanísticos y terapéuticos, acompañando la evolución de su práctica y de sus intereses de investigación. Su influencia abarca los sectores industrial, clínico y académico internacional, ejerciendo una prolongada labor docente en instituciones universitarias y de formación especializada.

Su observación sostenida de la boca como territorio biológico sensible le condujo a una comprensión integrativa del cuerpo, donde la estructura oral, la historia personal y la memoria transgeneracional se manifiestan de forma coherente. Esta visión no surge de una especialidad aislada, sino del estudio y confluencia de saberes técnicos, psicológicos y experienciales aplicados a lo largo del tiempo.

Discípulo de Christian Beyer, creador de la Psico Neuro Odontología (PNO), Grau Subirà ha desarrollado una línea de investigación aplicada, basada en la PNO, y su lectura precisa de patrones emocionales en el esmalte dental y su conexión neural directa con el cerebro, generando métodos prácticos de aplicación que el lector descubrirá.

Es fundador del Instituto Universitario de Prótesis e Ingeniería Dental (IUPID), organo docente de la Federación Dental Universitaria F.D.U. desde donde impulsa formación avanzada y proyectos de investigación en Psicodontología, este libro es el marco donde se presenta formalmente el paper sobre la Conciencia Orgánica del Ser (COS), consolidando una visión del cuerpo como un sistema de información coherente y preciso.

El lenguaje de la boca humana es una obra fundacional que recoge, de forma articulada y comprensible, décadas de experiencia profesional y formación, aportando al lector una herramienta clave para entender cómo la estructura de la boca actúa como soporte de la memoria emocional, propia y familiar.

A mis abuelos, a mis padres
y a mi único hermano, Jordi,
cuyos cuerpos dejaron de jugar,
aunque sus almas siguen participando
en la liga de los inmortales,
allí donde estén.

Gracias por permitirme compartir
un tramo de vuestra experiencia,
y por acompañarme hoy
en la vivencia del Ser inmortal.

Título original: Tus Dientes Te Hablan. El lenguaje de la boca humana

Autor: Josep Àngel Grau Subirà

Primera edición: Marzo 2026

Editorial Rapitbook SL

Depósito Legal: PM 0254-2026

ISBN: 978-84-10484-56-6

La PsicoNeurOdontología (PNO) es un corpus metodológico creado por el Dr. Christian Beyer. La Psicodontología Integrativa (POI) y la Psicodontología Protésica (POP), así como el desarrollo técnico del sistema de memorias emocionales dentales descrito en esta obra, constituyen líneas de investigación propias del autor, desarrolladas en el marco académico y formativo del Instituto Universitario de Prótesis e Ingeniería Dental (IUPID). La utilización docente, formativa o clínica de los protocolos, denominaciones y desarrollos técnicos aquí expuestos por parte de terceros requiere acreditación oficial emitida por el autor o por la institución que este designe expresamente.

El contenido de esta obra tiene carácter informativo, formativo y académico. No sustituye en ningún caso el diagnóstico ni el tratamiento médico u odontológico reglado conforme a la normativa sanitaria vigente. Aunque los protocolos descritos se fundamentan en experiencia clínica y desarrollos técnicos contrastados, el autor no asume responsabilidad por interpretaciones erróneas, aplicaciones indebidas o intervenciones realizadas por particulares o profesionales que no cuenten con la formación y certificación oficial en Psicodontología Protésica (POP) o Psicodontología Integrativa (POI) o en las metodologías descritas.

Publicado por: IUPID – Instituto Universitario de Prótesis e Ingeniería Dental Mallorca, España

www.psicodontologia.com

Impreso en España

Agradecimientos:

A Ricart Rodriguez, que me enseñó a ser impecable en el oficio de recrear la naturaleza.

Al Dr. Pere Riutort Sbert, por abrirme las puertas de la docencia e investigación universitaria.

Al Dr. Mariano Flores Rubio y su familia, por su visión de la odontología y por facilitarme ser docente en toda hispanoamérica.

Al Dr. Silvano Tramonte, por permitirme acompañarle en el desarrollo y fabricación de la implantología biológica no invasiva.

A todos los profesores internacionales del IUPID, por mejorar la Odontología

A todos los dentistas–y amigos– de tantos países, con los que he cofundado las Academias Científicas internacionales de AIIO, AIIP, y FDU.

A todos los dentistas de Mallorca que han financiado mis proyectos con su confianza y nuestro trabajo protésico compartido.

Al equipo del laboratorio DENTS por suplir mis ausencias por mi constante labor en otros planos

Y sobre todo al Dr. Christian Beyer por su constante apoyo y paciencia, ante mi incomprensible ímpetu con su especialidad.

A mi esposa Antonia por apoyarme en tantos proyectos imposibles que al final fueron posibles.

A mis cuatro hijos Oriol, Marc, Aleix y Ariadna Sofia y sus parejas Antonia, Veronica y Victoria por implicarse en mis procesos, ideas y viajes.

Y finalmente a mis nietas Ariadna e Irina, a las que recientemente se ha unido Atreyu, para un proyecto interminable, el Ser Humano.

Índice

Prólogo del Dr. Christian Beyer 11
Introducción 13
Sobre los pioneros de lo que hoy llamamos Psicodontología 13

PARTE I EL DESCUBRIMIENTO

Capítulo 1 Cuando la boca me empezó a hablar 17
La prótesis como punto de partida 17
La transformación del técnico en terapeuta 19
Ciencia y conciencia: una validación necesaria 20
Ser y vehículo biológico Humano 21

Capítulo 2 El Biolenguaje. COS: la Conciencia Orgánica del Ser 23
El cuerpo no miente. La boca tampoco 24
Diente y cerebro: un vínculo real, demostrado, no és simbólico 25
Cuando un diente se rompe 26
La boca como manuscrito del Alma 27

Capítulo 3 La lectura de la emoción El cuerpo como hoja de texto para el Ser o Alma 29
El cuerpo no se equivoca 29
Biología y emoción: una alianza antigua 30
El cuerpo como texto sagrado 31
El templo y el habitante 32
Prepararnos para aprender a leer 32

PARTE II EL MAPA DE LA BOCA

Capítulo 4 Los cuadrantes, territorios emocionales 37
Qué son los cuadrantes en adultos 38
Cómo se identifican las piezas 39
Advertencias al observar imágenes y radiografías 39

Experiencia vivencial guiada ... 40
El GPS emocional de la boca ... 41
Cargas inscritas desde la infancia ... 42

Capítulo 5 La gramática de la boca ... 45
Manifestaciones con alto valor simbólico ... 45
La analogía de LegoLand ... 46
Dientes, habla y frecuencia sonora ... 47
Meridianos, órganos y palabra ... 47

Capítulo 6 Tus raíces son tus ancestros ... 49
Estructura de raíces dentales como símbolo de linaje ... 49
La lectura del transgeneracional desde la PNO-POP-POI ... 50
El concepto de abfracción, una nueva visión ancestral ... 51
Un ejemplo ¿Qué significa esta abfracción? ... 53

Capítulo 7 La herencia viva en el cuerpo ... 55
La herencia viva en el sistema nervioso ... 56
Los dientes como discos duros emocionales ... 57
Los territorios evolutivos en la infancia ... 58
Desarrollo intrauterino y continuidad de la memoria ... 59
La memoria que se hereda ... 60
Caries y abfracción: dos escrituras del mismo origen ... 60

PARTE III PSICODONTOLOGÍA APLICADA

Capítulo 8 Psicodontología Integrativa ... 65
¿Qué es la Psicodontología Integrativa? ... 65
Una apertura necesaria ... 66
Psicodontología Protésica POP ¿Y si mi prótesis también hablara? . 67
Prótesis como reconciliación ... 68
Un campo que está naciendo ahora ... 69

Capítulo 9 Mapa simbólico de la boca y ejemplos PNO–POP–POI ... 71
La importancia de las ausencias dentales ... 71
Un apunte histórico revelador ... 72
El concepto de Avance Patológico ... 72
Ejercicios para localizar un avance patológico ... 73
Doble lectura: neurológica y simbólica ... 74

Capítulo 10 Del síntoma al diálogo ... 77

El síntoma es un punto de partida, no un enemigo....77
Del mapa a la experiencia corporal....78
La liga de los inmortales....78
Cómo usar este libro en 5 minutos....79
El diálogo como acto de conciencia....81
Usar el conocimiento sin invadir el cuerpo....82
Del sufrimiento al mensaje....82

Capítulo 11 La boca como acto de conciencia....83
La boca no es un objeto mecánico....83
El síntoma convertido en acto de relación....84
Conciencia no es control....84
El cuerpo es el aliado del Ser....84
Un cierre que capacita....85
Nota de uso y práctica....85
Nota funcional y de presentación....86

Epílogo El conocimiento de la materia viva en expansión....87

– Anexo I · Conciencia Orgánica del Ser (COS)....91

– Anexo II · Conciencia universal y lenguajes de construcción....111

– Anexo III · Mapas de los cuadrantes....115
Tablas de Orsatelli de interacción entre piezas dentales cuadrantes 1 y 2....121
Tablas de Orsatelli de interacción entre piezas dentales cuadrantes 3 y 4....122

–Anexo IV · Referencias bibliográficas....125

PRÓLOGO del Dr. Christian Beyer

Hace años aprendimos —como todos— a nombrar la boca desde la causalidad lineal: un diente, una bacteria, un sustrato; higiene, técnica, control. Y, sin embargo, la práctica clínica se ocupa de aquello que no siempre obedece a la línea recta. Hay observaciones que, por su repetición y su coherencia, obligan a mirar de otro modo. No porque contradigan la biología, sino porque la completan.

La boca es una estructura rigurosamente organizada. Su simetría, sus ejes, sus tiempos eruptivos y su arquitectura material no son un capricho anatómico. A poco que se observe con atención, aparece una evidencia: hay fenómenos que se distribuyen con una lógica que no parece explicarse solo por la mecánica local. Entonces surge una pregunta incómoda, pero fecunda: ¿y si ciertas manifestaciones dentales fueran, además de un efecto, una señal? ¿Y si la lesión no fuera únicamente un "accidente", sino también un lenguaje?

El lector tiene en sus manos una obra que se sitúa exactamente en ese umbral: entre lo que la odontología describe y lo que la experiencia clínica sugiere cuando se escucha más allá de la superficie. El lenguaje de la boca humana propone una mirada integrativa donde la boca se entiende como un interfaz sensible en el que confluyen la biología, la historia emocional y la dinámica profunda de la consciencia. No se trata de negar lo microbiano ni lo mecánico —sería absurdo—, sino de reconocer que, antes de la materia visible, suele existir una organización interna: un modo de relación con el mundo, con los otros y con uno mismo.

Hay un punto que considero esencial: esta lectura no pretende reemplazar el acto clínico. Al contrario, puede convertirse en un aliado del cuidado, porque invita al paciente a asumir una parte del proceso que nadie puede hacer por él. La boca participa del verbo; es entrada de alimento y salida de palabra. En ella se encuentran supervivencia y expresión. Por eso, lo que no se nombra, lo que se reprime, lo que se repite sin ser comprendido, termina buscando otra vía. No como castigo, sino como intento de regulación. Lo que no llega a la consciencia, insiste en el cuerpo.

Este libro no está escrito para el lector que busca una explicación tranquilizadora y externa. Está dirigido a quien acepta la responsabilidad adulta de mirar su propia vida con honestidad, sin culpabilizar al destino, al azar o a la herencia como refugio permanente. Su propuesta es clara: observar patrones, coherencias y desajustes; salir de la interpretación aislada del síntoma; recuperar el sentido del conjunto. Y hacerlo con un lenguaje accesible, sin perder el rigor.

Conozco el recorrido del autor y la seriedad de su intención. Su trabajo nace de una práctica prolongada, de una formación sólida y de una fidelidad al principio fundamental que dio origen al corpus de la PsicoNeuroOdontología: dar palabras a lo que la boca muestra, para que la psique pueda reordenar lo que estaba siendo gestionado en la sombra, y para que la biología encuentre un camino de retorno al equilibrio. En los últimos años, además, su investigación ha cristalizado en una síntesis propia que articula técnica, clínica y lectura integrativa con una coherencia poco habitual.

Al lector solo le pido una cosa: que no lea estas páginas como un catálogo de ideas, sino como una invitación a la atención. Las palabras aquí no se proponen para ser creídas; se proponen para ser contempladas, probadas y verificadas en la experiencia. Porque, si algo enseñan los dientes, es que no se conmueven con la teoría: responden a la verdad vivida.

Le deseo un buen viaje. Y, sobre todo, una mirada más precisa hacia ese territorio íntimo en el que el cuerpo habla cuando el corazón calla.

Dr. Christian Beyer
(Creador del corpus de PsicoNeuroOdontología – PNO)

INTRODUCCIÓN

Sobre los pioneros de lo que hoy llamamos Psicodontología

Lo que el lector tiene entre sus manos no nace solo de mi experiencia personal, aunque es esa constatación directa la que me impulsa a escribir. Nace también del trabajo previo de pioneros que, desde distintos caminos, intuyeron que la biología de la boca mantiene una relación profunda con una dimensión más amplia, trascendente, inseparable de la naturaleza mixta del ser humano.

La primera formulación colectiva de lo que hoy conocemos como odontología simbólica surgió en Francia en los años ochenta, bajo el nombre de CAFIN (Cercle d'Analyse de la Fonction Inconsciente en Odontologie). Este grupo de odontólogos y terapeutas elaboró los primeros mapas clínicos y simbólicos que relacionaban cada pieza dental con memorias emocionales, otros órganos y conflictos vitales.

La investigación sobre el origen de la descodificación dental nos remite a la figura de Jean Orsatelli. En 1976 defendió en la Faculté de Chirurgie Dentaire de la Université Aix-Marseille II una tesis doctoral titulada De l'identification de groupes réactionnels interdentaires et de quelques applications en thérapeutique médicale. Publicada posteriormente como Médecine Totale: Acupuncture et Odontologie (Ed. Guy Trédaniel, 1985).

En ella estudió cómo los dientes no funcionan de manera aislada, sino organizados en grupos de reacción: al intervenir sobre una pieza, otras pueden responder funcionalmente. A lo largo de su trayectoria clínica, y apoyado en su formación en acupuntura, exploró también las correspondencias entre determinadas piezas dentales y los meridianos energéticos descritos por la medicina tradicional china.

Su trabajo abrió en Francia una vía de investigación que comenzaba a contemplar la boca como un sistema interconectado, donde cada diente participa en una red funcional más amplia.

En esa época colaboró Pierre-Jean Thomas-Lamotte, cómo neurólogo validando la conexión cerebro-diente y la compensación simbólica inconsciente.

Michelle Caffin colaboró con sus obras literarias a expandir una odontología simbólica al gran público, con una idea esencial: la boca no es solo un conjunto de órganos funcionales, sino un verdadero lenguaje del alma.

Pioneros de la odontología energetica y holística que también debemos citar son Albert Roots, un histórico precursor de la energética, Michel Arteil, fundador de ODENTH, (ODontologie ENergétique et THérapeutique) asociación fundada en 1991 y con actividad de congresos y trabajos hasta la actualidad, con Gregory Helfenbein cómo presidente.

Este texto se sitúa en continuidad con aquella intuición. Su propósito es explicar de forma clara y accesible la Psicodontología Integrativa, una especialidad terapéutica basada en la PsicoNeuroOdontología, del Dr. Beyer, y presentar oficialmente el concepto de Conciencia Orgánica del Ser (COS) como una ampliación y depuración del concepto clásico de inconsciente (ver anexo I).

Si ellos abrieron el camino mostrando que los dientes hablan, COS nos permite comprender el lenguaje de tu boca, el desde dónde nos hablan: desde la conciencia del Ser, del alma encarnada en la biología.

Así, lo que comenzó como una exploración pionera en círculos franceses se convierte hoy en un marco integrador que conecta neurociencia, biología, geometría y memoria ancestral, expresado en un lenguaje comprensible tanto para profesionales como para cualquier persona interesada en escuchar la voz de su propia boca.

Mi maestro, Christian Beyer, ha sido la influencia más determinante en este recorrido. Su aportación marcó un punto de inflexión al introducir oficialmente su método y conocimientos, la PsicoNeuroOdontología, PNO en el ámbito universitario y abrir la puerta a investigaciones de gran impacto, como las relacionadas con el labio leporino y su comprensión desde esta perspectiva de la neurociencia dental.

PARTE I

EL DESCUBRIMIENTO

Capítulo 1

Cuando la boca me empezó a hablar

La prótesis como punto de partida

La primera vez que oí hablar de la relación entre los dientes y el cerebro fue en 2012. Llegó a mí a través de un mapa del Dr. Ryke Geerd Hamer [A1-Hamer], escrito en alemán. Intenté traducirlo, pero obtuve poca información útil en ese momento. Aun así, algo se activó: por primera vez veía representada, de forma gráfica, una conexión directa entre piezas dentales y zonas cerebrales, en su cuadro visual identificaba puntos cerebrales con dientes específicos, era fascinante.

No era una ocurrencia aislada. En aquel momento ya disponíamos de mapas cerebrales cada vez más precisos gracias a la tomografía axial computerizada (TAC), desarrollada y difundida por Siemens. Esta tecnología permitía visualizar patrones repetitivos en distintos puntos del cerebro con una resolución hasta entonces inédita. La tecnología mostraba aquello que la clínica aún no sabía leer

Por entonces ya me interesaba profundamente el vínculo entre emociones, pensamiento, síntomas físicos y neurología. Ese interés había quedado sólidamente fundamentado en obras como "Y el cerebro creó al hombre", de Antonio Damasio, [AIV-1 Damasio A.] y hoy constituye el soporte científico de la Psiconeuroinmunología (PNI), utilizada por una parte significativa de la medicina integrativa actual.

En ese mismo periodo, y desde mi campo, la prótesis dental en implantología, llevaba años investigando y formando a futuros profesionales tanto en privado cómo en ámbito universitario. La planificación previa con radiología y la simplificación de los métodos protésicos en implantología era mi especialidad. [AIV-2–Grau Subira J.À]

Acababa de abrir el Instituto Universitario de Prótesis e Ingeniería Dental, con el respaldo de varias universidades y academias.

Mi recorrido docente venía de lejos. En 1997 impartía docencia en la Universitat de les Illes Balears (UIB), donde participé como profesor y coordinador en la creación del primer máster europeo en implantología oral, fundado por mi mentor, el Dr. Pedro Riutord, [AIV-3-Riutort Sbert, P] colaborando en activo en el máster hasta 2008, siendo la última promoción con la dirección del Dr. Jaume Boyeras, referente y pionero en implantología.

Mi estreno docente fuera de Mallorca había sido un año antes, en 1996, en el congreso de la SEI en Valencia. Curiosamente, en 2012 regresé a Valencia, a ese mismo congreso, pero ya como presidente del congreso de protésicos de la SEI, institución decana de la implantología, fundada en 1956, cambiando conceptos de la implantología desde su estructura.

La docencia internacional comenzó en el año 2000, en Lima (Perú), con un curso de ocho horas en el primer congreso de la Academia Internacional de Odontología Integral, fundada por el Dr. Mariano Flores Rubio. Desde entonces impartí cursos y conferencias sobre implantología e ingeniería dental en numerosos países.

Mi trayectoria en la innovación biotecnológica comenzó en 1996 con el registro de mi primera patente, consolidándose en 1999 con la fundación de Implant Media S.A. [AIV-4–Fenin]. Con la que desarrollamos y fabricamos, mediante tecnología CAD-CAM, mi propuesta simplificada de implantología protésica. Ya en 2001 iniciamos las pruebas en humanos de la implantología biológica (no invasiva e inmediata) del NP3 (Tramonte/Grau) en Italia y España.

Este camino de evolución en 2010 alcanzó un hito clínico clave: el desarrollo y fabricación del dispositivo OrthoApnea, diseñado por el protésico Jesús Garcia, para el tratamiento de la apnea del sueño y la mejora de la salud sistémica desde el ámbito bucal y abriendo paulatinamente los ojos al colectivo a esta realidad integrativa.

Con estas bases, mi evolución hacia las terapias era casi inevitable. Y en 2015, me encontré dictando una serie de conferencias en Argentina —en el congreso de la Federación Dental Universitaria en Córdoba y en la Universidad de La Plata— sobre terapias alternativas en la consulta odontológica, y comprendí que mi rumbo profesional estaba cambiando de forma definitiva. Empezaba a ocupar un lugar de puente entre la odontología y la salud integral del ser humano.

Mi formación científica siempre ha sido exigente. Cualquier desviación de la norma era motivo de reflexión, no de rechazo. Había comenzado oficialmente como aprendiz de protésico dental en 1975, aunque antes ya compartía banco de trabajo con mi padre, protésico ceramista formado en Alemania, pionero e inventor, pero entendía que sin una base científica, nuestra profesión creadora, no avanzaba.

En España, los estudios reglados de prótesis llegaron más tarde que en Alemania, y participé en su primera edición. En aquellos años solo veía la boca como un conjunto de elementos a sustituir: piezas perdidas que había que reemplazar con excelencia. El cuerpo parecía imperfecto y nuestro oficio sólo consistía en corregirlo.

No conocíamos entonces un "más allá" que leer.
Las caries, las malformaciones, las pérdidas dentarias se abordaban tallando, restaurando, reemplazando.

Los protésicos admiramos la perfección natural de la forma dental y nuestro máximo objetivo entonces era imitarla. Nunca preguntarla.

¿Por qué se dañaba un diente y otro no?
¿Por qué esa perfección se perdía en unos casos y en otros no?
¿Por qué se torcían los dientes o desaparecían?

Más allá del azúcar, la higiene o el traumatismo, a nadie parecía importarle, solo reparar.

Las respuestas me llegaron con la Psiconeurodontología (PNO), de la mano de mi maestro y mentor, el Dr. Christian Beyer,[A1-Beyer C.] quien, con sus libros imprescindibles y sus intensos cursos, introdujo con autoridad la neurociencia en el contexto odontológico para ampliar la comunicación entre el Ser y el Humano.

La transformación del técnico en terapeuta

En mi inicio, con los años, y empujado por mis propias inquietudes, viví una evolución silenciosa y profunda. Pasé de ser protésico dental a ingeniero dental para resolver carencias evidentes en la implantología protésica, desde mi primera prótesis sobre implantes realizada en 1983.

Fue en mi primer laboratorio dental, algo pequeño, personal, con el tiempo necesité ampliar, crear otras sociedades, también de fabricación de implantes, de docencia, y ese camino expansivo fui cofundando con dentistas, instituciones educativas y academias científicas.

La investigación dentro de mis empresas me llevó a desarrollar patentes y métodos, que hoy forman parte del estado del arte (y ahora fabricados libremente bajo cualquier marca y en cualquier país) todas ellas fueron etapas necesarias.

Solo después de todo este aprendizaje, necesario para conocer la materia, evolucioné por varias fases y estudios en terapias y psicología, hasta llegar a la terapéutica dental y me convertí en psicoprotésico.

Este camino me llevó a crear, usando instalaciones del Instituto Universitario de Prótesis e Ingeniería Dental, el Club de Conciencia (2014), un espacio de reflexión y divulgación sobre distintas maneras de entender la vida y la salud.

Casi sin darme cuenta, ese recorrido desembocó en la PsicoNeurOdontología, y en su aplicación, con la creación en el IUPID del postgrado de Psicodontología Protésica (POP) para protésicos dentales en 2021 y, finalmente, en la Psicodontología Integrativa (POI) para cualquier profesional de la salud, que es el punto en el que me encuentro en 2025.

Desde ahí escribo este libro introductorio, dirigido a todos los públicos, sobre el lenguaje del alma en los dientes.

Hoy puedo decirlo con certeza: **la boca tiene alma.**

No lo afirmo desde una creencia religiosa, sino desde la experiencia personal y profesional. Lo sostengo desde la ciencia tradicional, de la que he formado parte activa durante décadas, y desde el testimonio de cientos de pacientes que han vivido este descubrimiento: para algunos una revelación, para otros una epifanía.

Ciencia y conciencia: una validación necesaria

Esta afirmación no es mística ni dogmática: es científica. La neurociencia ha demostrado repetidamente que la psique influye directamente en la célula, la modifica y la reprograma. El pensamiento —acto puro de energía— interactúa con la estructura física mediante impulsos eléctricos, frecuencias y campos informacionales.

En psicodontología sabemos cómo y por qué estos procesos se manifiestan en los 32 órganos dentales. Aun así, mi formación exigía pruebas. Las encontré en la embriología, en la biología molecular y en el vínculo neural entre diente y cerebro.

Lo más impactante fue constatar que no se trataba sólo de una percepción personal. Era una realidad verificable en la práctica clínica cotidiana: el diente no es un objeto aislado, es un terminal de memoria vivo dentro del sistema nervioso central.

Ser y vehículo biológico Humano

Detrás de la palabra "persona" —máscara, identidad administrativa, rol social— se encuentra el verdadero protagonista: el Ser Humano. Un Ser intangible e inmortal que habita un cuerpo como vehículo para experimentar y evolucionar.

Nuestro propio nombre como especie lo revela.
El Ser alude al principio esencial, inmutable, la energía y la trascendencia.
El humano, derivado de humus, remite a lo orgánico y perecedero.
En esa dualidad se encuentra la clave para repensar lo que durante años hemos llamado "inconsciente".

Desde el nuevo paradigma que propone la Psicodontología Integrativa, a este nivel ya no lo puedo denominar inconsciente, lo denomino **Conciencia Orgánica del Ser (COS).**

El Ser se expresa a través del humano utilizando los recursos de sus células. Por eso se manifiesta como síntoma, tensión o desequilibrio cuando no es escuchado.

No se trata de fe ni de religión, sino de estructura y energía. La física moderna y la biología coinciden en que la materia es energía organizada. La neurociencia ha confirmado que el pensamiento modifica la biología.

Por eso puedo afirmar, con serenidad, que el dolor físico es un marcador útil, pero el sufrimiento mental no es necesario. El cuerpo grita cuando el alma, el Ser, no puede hablar. Y nos interesa saber cuando nos susurra a través de la boca, antes de que grite, y este libro quiere darnos el conocimiento sobre el lenguaje de la boca.

Hablar, no callar, es una gran elección para el humano. La expresión consciente, en voz alta y acompañada, puede convertirse en una verdadera medicina del alma y la consiguiente salud en el cuerpo.

Si eres un científico cerrado —como yo lo fui— quizás al leer que la boca tiene alma sientas el impulso de cerrar el libro. Te entiendo.

Solo te pido que suspendas el juicio un instante y permitas que la ciencia abierta, la que nunca ha dejado de avanzar, te acompañe un poco más.

Porque en este camino, **aprendí a leer la boca, no solo a copiar su naturaleza, y se me abrió un campo de comprensión, que cambió mi vida.**

Capítulo 2

El Biolenguaje.

COS: la Conciencia Orgánica del Ser

(lo que antes llamábamos inconsciente) Este capítulo introduce la Conciencia Orgánica del Ser como marco operativo. Su desarrollo teórico completo se presenta en el **Anexo I**

El cuerpo no solo habla.
El cuerpo **recuerda, piensa y siente** a su manera.

Cada célula guarda un pulso de memoria que no es azaroso ni caótico, sino un registro preciso de la experiencia del Ser en la materia. No se trata de una metáfora poética, sino de una realidad biológica constatable. A esa dimensión profunda, silenciosa y constante le he dado el nombre de **Conciencia Orgánica del Ser**, abreviada como **COS**.

Conciencia, porque no es ausencia ni sombra, sino presencia activa.
Orgánica, porque se expresa en tejidos, células y órganos vivos.
del **Ser**, porque es parte del Alma quien se manifiesta a través de la biología.

COS es, en esencia, la ampliación de aquello que durante décadas hemos llamado "inconsciente", pero observado desde otro lugar. No como un sótano oscuro de la mente, sino como **el consciente del Ser en el humano.** Así lo formuló con claridad mi maestro, Christian Beyer:

"El inconsciente humano es el consciente del Alma en el humano."

Esta frase [A1-Beyer] no es una provocación, es una inversión de perspectiva. Cambia el sujeto. Ya no es la mente la que manda y el cuerpo el que obedece, sino el Ser quien se expresa utilizando la biología como lenguaje.

Ese mismo Ser, al encarnarse, desarrolla junto al cuerpo un preciso **biolenguaje** [A1-Intro] para comunicarse.

No es casual que, en catalán, occitano y en diversas lenguas de zonas de montaña de España, Francia e Italia, la palabra cos signifique "cuerpo".

El cuerpo es el escenario donde esta conciencia poderosa, humilde y constante se despliega.

Donde el Alma experimenta, aprende, registra y habla con todo su cuerpo, incluido el cerebro, entendido como biología física con prolongación mental.

Desde COS, cada órgano, cada tejido y cada diente se convierte en testigo vivo de la memoria del Ser encarnado y de su modo de expresión en la materia.

El cuerpo no miente. La boca tampoco.

El cuerpo humano no interpreta ni juzga. No especula ni elabora relatos. **Expresa.** Cada tensión, cada inflamación, cada pérdida o desequilibrio es un mensaje directo del sistema que habita el Ser.

Una de las herramientas más claras para comprender esta lógica de expresión corporal es la kinesiología aplicada [AIV-5 Haas, M. et al.]

Esta técnica diagnóstica integrativa utiliza el test muscular como vía de biofeedback neuromuscular, apoyándose en la conexión entre sistema nervioso central, receptores musculares y respuestas reflejas ante estímulos físicos, químicos, emocionales o energéticos.

En la práctica, el procedimiento es sencillo y revelador. El terapeuta aplica una presión leve sobre un músculo mientras el paciente sostiene un objeto, una sustancia o evoca una emoción. El cuerpo responde sin pasar por el filtro de la mente. Si el estímulo es coherente, el músculo mantiene el tono. Si no lo es, cede.

Incluso algo tan elemental como pronunciar el nombre real del paciente o uno falso provoca respuestas musculares distintas.

En psicodontología, esta vía de diálogo permite identificar con precisión:

- resonancias emocionales asociadas a piezas dentales
- prioridades terapéuticas reales para el organismo
- compatibilidad de materiales protésicos o intervenciones clínicas

La kinesiología no interpreta: **verifica.** Se convierte así en una validación subjetiva objetivada, que dialoga con el cuerpo sin necesidad de pasar por una mente condicionada por mandatos sociales, personales o ancestrales.

Y si el cuerpo puede hablar con tanta claridad, ¿por qué no escuchar también a su parte más especializada en el lenguaje: la boca?

Diente y cerebro: un vínculo real, demostrado, no és simbólico

Existen numerosas pruebas periciales y técnicas nacidas en el ámbito universitario —como el polígrafo, el biofeedback o el mapeo cerebral— que parten de una premisa compartida:

Que existe una conexión profunda entre procesos mentales y respuestas fisiológicas. La psicobiología y la psicofisiología lo han demostrado ampliamente.

En psicodontología entramos aún en un terreno más fino: la relación entre el diente y el cerebro. Lejos de ser una metáfora, este vínculo es **embriológicamente real.** Ambos se desarrollan a partir de la misma línea celular durante las primeras semanas de vida intrauterina. Comparten origen, estructura y una conexión neural directa a través del nervio trigémino [A1-Neuro], una auténtica autopista de información constante.

Por ello podemos afirmar que el diálogo entre cerebro y diente no solo existe, sino que es profundo, preciso y continuo. En esa profundidad se aloja una clave esencial para comprender lo que el Alma intenta decir a través de la materia.

Si aceptamos que el cuerpo responde con verdad sobre su estado interno, también podemos abrirnos a la posibilidad de que la boca sea una hoja de texto donde el Ser escribe. Y que el diente sea, quizá, la palabra más concreta que ese Ser puede pronunciar.

No se trata de convencer. Se trata de **escuchar.**
El cuerpo no miente. Mucho menos la boca, que susurra discretamente, advirtiendo antes de que el cuerpo grite o colapse.

Cuando un diente se rompe

Tomemos un ejemplo sencillo, centrado ahora en los dientes como receptores de carga emocional y vibracional.

Un Ser Humano atraviesa un dilema interno persistente. Un pensamiento repetitivo, una inquietud no resuelta, genera una frecuencia mental constante. Esa vibración no se distribuye al azar: resuena con uno de los 32 órganos dentales, aquel cuya frecuencia de construcción y polaridad emocional es más afín al conflicto.

Con el tiempo, ese diente se carga. Se convierte en un pequeño condensador vibracional. Su estructura cristalina —el esmalte, formado por hidroxiapatita— es especialmente sensible a la información electromagnética. La polarización aumenta con cada repetición del pensamiento no resuelto.

Llega un momento en que el inconsciente —o mejor dicho, COS— encuentra una solución. Aunque el Yo consciente aún no lo registre, el circuito se corta. El flujo entre cerebro y diente se desactiva. La pieza queda súbitamente despolarizada, sin sostén energético. En ese instante de máxima fragilidad, cualquier estímulo mínimo, un roce o un apretamiento, puede provocar la fractura.

Imaginemos una fractura del borde incisal del incisivo central superior derecho (pieza 11). Simbólicamente, lo que revela ese gesto biológico es que el conflicto interno ha empezado a liberarse. Ese diente representa al Padre como figura de autoridad, poder y límite. La fractura indica que, en lo profundo, se ha vislumbrado una salida, una libertad posible. El nudo se ha roto por dentro antes de romperse por fuera.

Este es solo un ejemplo. En el corpus de la Psicodontología Integrativa existen más de ciento sesenta fracturas descritas [AIV-CorpusPNO], cada una con su correspondencia emocional y simbólica. A ellas se suman casi doscientas caries decodificadas, cada una de estas cáries con triple lectura:

- general (humana y universal),
- genética (transgeneracional),
- personal (cómo te tratas a ti mismo).

Hay información en cada movimiento dental, en cada ausencia o agenesia, en cada duplicidad de una pieza, en cada raíz malformada o pieza retenida. Nada es casual. Todo tiene sentido.

La boca como manuscrito del Alma

No es nuevo. Los ganaderos observan la boca de los animales antes de comprarlos. Durante siglos, la dentición ha sido un indicador de valor, resistencia y supervivencia. Incluso hoy, muchos padres pagan ortodoncias, como si la alineación dental garantizara aceptación social o éxito profesional.

Desde la POI, no estamos en desacuerdo con la ortodoncia, solo que antes de forzar una expresión identitaria de lo que está viviendo el individuo, lo ideal sería que este entendiera lo que le está pasando por dentro. Para el profesional, la duración del tratamiento de ortodoncia se reduciría drásticamente y sin recidiva.

Porqué para el Ser ya se habría realizado la función de comunicación y ya no sería necesaria más expresión. El Ser prefiere un cuerpo perfecto y unos dientes alineados para hacer su proyecto.

La boca en perfecto estado sigue siendo, para muchos, un certificado de valor. Para la psicodontología es algo más profundo: **un manuscrito vibracional del alma**, escrito diente a diente.

Si asimilamos esta premisa —dual y complementaria— donde Ser y Humano cohabitan en una danza constante de expresión, todo lo que viene a continuación se vuelve más comprensible. COS no es una teoría añadida: es la lógica que ordena la lectura del cuerpo y, en especial, de la boca.

Aquí comienza el verdadero viaje: aprender a leer lo que siempre estuvo escrito, pero que durante siglos nos limitamos a copiar.

Atención: en este capítulo hemos introducido suavemente lo que significa COS y el porqué es importante para ampliar el concepto de "inconsciente". Si el lector desea un tratado más completo y científico

del desarrollo, justificación y validación de lo que es la Conciencia Orgánica del Ser puede verlo en el Anexo I que es el artículo fundacional de COS que se presenta en este libro.

Capítulo 3

La lectura de la emoción

El cuerpo como hoja de texto para el Ser o Alma

Este capítulo no está dirigido sólo al lector curioso.
Habla también al médico, al terapeuta, al profesional de la salud de cualquier disciplina. A ese lector que, quizá con cierto escepticismo inicial, empieza a considerar la posibilidad de que el cuerpo exprese emociones y vivencias profundas que no siempre encuentran palabras.

Si aceptamos que los dientes pueden hablar, la pregunta inevitable es otra: ¿no estaría hablando todo el cuerpo desde mucho antes?

¿No sería útil —incluso revolucionario— poder leer ese jeroglífico silencioso que el cuerpo escribe cada día?
¿No facilita el proceso terapéutico escuchar desde el inicio aquello que, de no ser atendido, migra hacia otras zonas generando síntomas cada vez más complejos?
¿No sería más honesto y eficaz comprender qué ha estado sufriendo ese cuerpo, sin conjeturas ni interpretaciones forzadas?

Si el Ser desea comunicarse con el Humano, su único soporte de escritura es el cuerpo. Y para leerlo, debemos reconocerlo como una totalidad coherente, con muchos acentos, pero un solo idioma simbólico.

El cuerpo no se equivoca

La neurociencia ha aportado pruebas suficientes de la interacción mente-cuerpo [A1-Neuro]. Incluso para las miradas más ortodoxas, los estudios, publicaciones y evidencias clínicas son hoy abrumadoras. No hace falta más teoría para empezar a escuchar el idioma del cuerpo.

Entre los pacientes del Dr. Beyer y los de sus cientos de alumnos formados, se cuentan por decenas de miles las personas impactadas por la precisión de este lenguaje. No hay aquí un interés comercial ni industrial que contamine: solo la constatación repetida de una misma lógica biológica.

Desde la psicodontología, mostramos cómo la boca participa de ese mismo biolenguaje corporal, pero con una precisión quirúrgica. Los dientes —por su estructura cristalina y su origen embrionario compartido con el cerebro— se convierten en depósitos privilegiados de memoria emocional[A1-Neuro].

El cuerpo no improvisa. Cada síntoma es una carta escrita por la conciencia para sí misma.

Una migraña, un eczema, un nudo en la garganta, una escoliosis: todas son expresiones codificadas de emociones que no encontraron salida. No son errores del sistema, todo lo contrario, son intentos de comunicación.

Biología y emoción: una alianza antigua

Diversas disciplinas lo han descrito con nombres distintos: psiconeuroinmunología, psicobiología, embriología emocional, medicina tradicional china, descodificación biológica. El nombre importa poco. Lo relevante es que todas coinciden en un punto esencial: existe una correlación estructural real entre emoción, pensamiento, conciencia y manifestación biológica.

Esto no es exclusivo del ser humano. Todo ser vivo responde vibratoriamente a su entorno. Pero en el humano ocurre algo singular: su capacidad de anticipar el futuro y revivir el pasado lo expone a sufrimientos adicionales. Sufre por lo que teme que ocurra y por lo que no ha podido soltar.

Hace casi dos siglos, Darwin lo intuyó en su tratado sobre la expresión de las emociones en animales y humanos [AIV-6 Darwin C.]. Aquella obra sentó las bases de la psicobiología moderna.

Las neurociencias solo han ampliado el mapa con mayor precisión técnica. La base sigue siendo la misma: lo que sentimos nos transforma, y lo que no procesamos o callamos, el cuerpo lo manifiesta.

El cuerpo como texto sagrado

Cada órgano, cada sistema, cada gesto postural habla.
Por eso las enfermedades crónicas, los dolores persistentes o las malformaciones no son fallos: son formas en que la memoria afectiva se hace carne.

Antonio Damasio lo expresa con claridad al inicio de El error de Descartes:

"El alma respira a través del cuerpo, y el sufrimiento —ya empiece en la piel o en una imagen mental— tiene lugar en la carne." [A1-Damasio]

No es solo una metáfora elegante. Es una descripción precisa de lo que hoy muchos sostenemos desde la vivencia directa: nuestras decenas de billones de células están impregnadas de la misma sustancia energética que compone el Ser.

Esa energía mantiene al cuerpo vivo y se repliega, de forma ordenada, cuando el proyecto encarnado llega a su fin.

La muerte, desde esta mirada, no es un castigo ni un error. Es un repliegue de la conciencia. Una recogida de datos, emociones y aprendizajes antes de continuar el viaje. El vehículo se entrega, la experiencia se integra.

Desde las medicinas milenarias, los sistemas reguladores de esa energía han sido descritos como chakras. No como creencias esotéricas, sino como nodos de gestión energética que coinciden, de forma notable, con plexos neuronales y glándulas endocrinas. Zonas de alta sensibilidad electromagnética.

Si hablamos de energía en el cuerpo humano, inevitablemente llegamos a la neurología. Las células se comunican mediante impulsos eléctricos y campos electromagnéticos. Ahí está el puente.

Si el Ser impregna cada célula y ésta responde con actividad bioeléctrica, la ecuación queda claramente resuelta: todo lo que el Ser necesita expresar, lo hace con energía a través del cuerpo.

El templo y el habitante

El cuerpo ha sido llamado, desde siempre, el templo del alma. No como figura poética, sino como descripción funcional: es el lugar donde el Ser se manifiesta, se reconoce y se expresa.

Algunas tradiciones lo formularon con palabras simples y directas: "El Reino está dentro de vosotros y alrededor de vosotros."

Entender esto nos coloca en una posición de humildad. Nos recuerda que formamos parte de una misma trama energética que se expresa en lo animal, lo vegetal y lo mineral. Y que el humano no es el centro, sino un nodo consciente dentro de esa red.

Desde aquí, el cuerpo deja de ser un objeto a reparar y pasa a ser un texto a leer. Un texto vivo, en permanente reescritura.

El lector más espiritual, encontrará en el Anexo II una luminosa ampliación a este apartado.

Prepararnos para aprender a leer

La figura del copista medieval es reveladora: durante siglos muchos monjes copiaron textos sin poder leerlos plenamente. Reproducían símbolos cuyo sentido desconocían. Algo similar ocurre con el protésico que imita a la perfección externa la forma del diente, pero pierde la auténtica perfección: la de su mensaje y su información vibracional.

El aprendizaje de la lectura transformó a los copistas en su acceso al sentido y en su posición interior frente al conocimiento [AIV-7Illich I.].

Del mismo modo, el profesional de la salud aplica sus conocimientos siguiendo, muchas veces sin saberlo, las precisas instrucciones o peticiones de ayuda del Ser, atrapado en el desconocimiento emocional y expresivo del humano.

Si aceptamos que el cuerpo es una hoja de texto para el Ser, la boca se convierte en un capítulo especialmente denso y preciso. No porque sea más importante que otros órganos, sino porque su estructura, su función y su conexión neurológica la convierten en un lugar privilegiado de expresión.

En los capítulos siguientes entraremos en esa lectura detallada: raíces, cuadrantes, ausencias, movimientos y lesiones. Pero antes era necesario sentar esta base: comprender que no vamos a interpretar síntomas, sino a leer mensajes.

Porque cuando el cuerpo es leído con respeto, deja de gritar.
Y cuando el Ser es escuchado, el Humano puede, por fin, comprender qué historia está escribiendo con su propia biología.

PARTE II

EL MAPA DE LA BOCA

Capítulo 4

Los cuadrantes, territorios emocionales

Los huesos maxilares constituyen la estructura que sostiene a los dientes y molares, tanto en el plano superior como en el inferior. No son un simple soporte mecánico: son un mapa. Un territorio donde se inscribe la relación entre origen, identidad y experiencia.

El maxilar superior está fijo. Forma parte del cráneo. No se mueve. Y precisamente por eso habla de aquello que no hemos elegido: el clan paterno, la familia materna, las raíces que nos preceden.
El maxilar inferior, en cambio, es móvil. Lo llamamos mandíbula. Se desplaza, actúa, responde. Nos habla de nosotros con respecto a los otros: nos-otros. De cómo nos posicionamos en el mundo.

La palabra mandíbula procede del latín mandíbula, derivada de mandere, "masticar", "triturar". Pero más allá de su función mecánica, la mandíbula representa un acto profundo: procesar lo que viene del exterior, transformarlo y hacerlo propio.

En nuestro enfoque simbólico, el plano inferior de la boca —el móvil, el dinámico— es donde se manifiesta el movimiento del Ser en el Humano y la construcción del Yo.

Existe, por tanto, un traspaso emocional vertical: lo que está inscrito en el maxilar superior (clan, familia, linaje) influye directamente en la mandíbula (identidad, acción, rol).

Nada de lo que hacemos abajo está desligado de lo que recibimos arriba.

Es aquí donde entran en juego los **cuadrantes dentales.**

Qué son los cuadrantes en adultos

En el concepto de PNO[A1-PNO], los cuadrantes son las divisiones identitarias de los dos maxilares. Se numeran del 1 al 4 siguiendo el sentido de las agujas del reloj, empezando por el cuadrante superior derecho (1) y finalizando en el inferior derecho (4).

Esta organización no es arbitraria. Refleja una lógica anatómica, neurológica y simbólica.

- Los cuadrantes 1 y 4 corresponden al lado derecho del cuerpo, asociado a la energía masculina. Son antagónicos entre sí.
- Los cuadrantes 2 y 3 corresponden al lado izquierdo, asociado a la energía femenina. También son antagónicos entre ellos.

La división horizontal aparece de forma natural al abrir la boca:

- El maxilar superior, fijo, contiene los cuadrantes 1 y 2.
- El maxilar inferior, móvil (mandíbula), contiene los cuadrantes 3 y 4.

La división vertical es imaginaria pero precisa. Está marcada por la línea que pasa entre los incisivos centrales superiores e inferiores. Idealmente, esta línea coincide con el eje que va desde la punta de la nariz hasta el centro del mentón. Cuando no coincide, ya hay información que escuchar.

Cada cuadrante completo contiene ocho piezas dentales:
un incisivo central, un incisivo lateral, un canino, dos premolares y tres molares.

Por lo tanto, en la dentición adulta humana hay 32 órganos dentales más el cerebro–que es el procesador de su base de datos–tenemos directamente vinculados en un sistema energético y de comunicación 33 órganos. Número maestro también en biología.

Significado emocional de los cuadrantes en adultos

- **Cuadrante 1 · Superior derecho**
  Padre y clan paterno.

- **Cuadrante 2 · Superior izquierdo**
  Madre y linaje materno.

- **Cuadrante 3 · Inferior izquierdo**
  Hogar creado: pareja, hijos, proyectos vitales.

- **Cuadrante 4 · Inferior derecho**
  Hermanos, sociedad, trabajo, rol social.

Esta distribución será una constante a lo largo de todo el libro. Conviene familiarizarse con ella sin prisa.

Cómo se identifican las piezas

Para identificar una pieza dental basta con localizar primero el incisivo central del cuadrante y contar hacia atrás, hacia el interior de la boca, hasta la muela del juicio:

1. Incisivo central
2. Incisivo lateral
3. Canino
4. Primer premolar
5. Segundo premolar
6. Primer molar
7. Segundo molar
8. Tercer molar (muela del juicio o cordal)

Una vez identificado el número de la pieza, se antepone el número del cuadrante donde se encuentra. Así obtenemos una identificación profesional de dos dígitos: 14, 21, 33, 48, etc.

Este sistema se conoce internacionalmente como **nomenclatura FDI**. [AIV-8 FDI World Dental Federation]

Advertencias al observar imágenes y radiografías

Cuando se examinan fotografías de la boca o radiografías, es imprescindible extremar la atención. Muchas imágenes tomadas en modo selfie invierten derecha e izquierda, lo que puede conducir a errores graves de interpretación simbólica.

En las radiografías, busca siempre en las esquinas inferiores las letras **L** (left o izquierda) o **R** (right o derecha) y verifica su posición antes de extraer conclusiones.

Experiencia vivencial guiada

Este ejercicio integra el conocimiento anatómico de los órganos dentales con la **Conciencia Orgánica del Ser (COS)**.

Colócate frente a un espejo o apoya el móvil en modo selfie.

Levanta tu mano derecha y, con el dedo índice, toca suavemente todo el cuadrante superior derecho con parte del dedo dentro de tu boca, como si dibujaras medio bigote sobre tus dientes.

Estás tocando el **primer cuadrante**: el territorio del Padre y del clan paterno. Lado derecho humano, energía masculina.

Permite que aparezcan imágenes, recuerdos, frases.
Cierra los ojos unos instantes. Date el tiempo de sentirte protegido y seguro.

Ahora baja esa mano y levanta la izquierda. Sostén el libro con la mano derecha. Repite el gesto en el cuadrante superior izquierdo, comenzando por el incisivo central.

Estás en el **segundo cuadrante**: la Madre, sus hermanas, las mujeres de tu linaje, sus creencias, su moral, sus tradiciones. Lado izquierdo humano, energía femenina.

Detente. Deja que algo se active en tu memoria visual.
Cierra los ojos y permítete sentirte arropado.

Si durante este ejercicio aparece desasosiego o inquietud en uno o ambos cuadrantes, es frecuente que existan o hayan existido caries, pérdidas dentales u otras alteraciones. Lo mismo ocurrirá en la mandíbula.

Ambos cuadrantes explorados pertenecen al maxilar superior, el plano fijo y estructural. No es casualidad: representan pilares de identidad, raíces que no se mueven. Son los testigos de tu origen.

Ahora baja la mano izquierda a la mandíbula, al cuadrante inferior izquierdo, otra vez sostén el libro con la derecha.

Estás tocando el **tercer cuadrante**, que comienza por el incisivo central 31. Energía femenina.

Aquí vive tu hogar creado: pareja, hijos, proyectos.
Observa su relación con el cuadrante superior izquierdo, justo encima.
Hay un diálogo energético entre ambos. Escúchalo.
Cierra los ojos y compara sensaciones.

Por último, cambia el libro de mano y toca con el índice derecho el cuadrante inferior derecho.

Es el **cuarto cuadrante**, comienza por el incisivo central 41. Energía masculina.

Este es el territorio social: hermanos, trabajo, rol en el mundo. Y justo encima... la mirada del padre. El legado del clan. El mandato ancestral del oficio.

Permite que emerjan imágenes de aprobación o rechazo. Pregúntate qué hubiera opinado tu clan sobre tu actividad actual. Siente la presión o la libertad. Cierra los ojos.

Este recorrido por los cuadrantes es mucho más que un ejercicio anatómico. Es un mapa emocional en relieve. Activa memorias dormidas y conecta sensaciones que, en apariencia, no estaban relacionadas.

Cuando tengas dolor o presión sobre un diente concreto en algún momento, mete todo el dedo dentro de la boca hasta hacer presión sobre él, cierra los ojos y respira, escúchalo, hay algo relacionado que te puede venir a la cabeza, reflexiona sobre ello.

El GPS emocional de la boca

La conexión entre cerebro y diente funciona como un GPS emocional.

Los pensamientos repetitivos, las emociones densas y los mandatos inconscientes son frecuencias, vibraciones. Y encuentran su destino en un diente específico, afín a esa vibración.

Primero aparece la "ciudad" (el cuadrante).
Luego el "barrio" (el grupo de dientes).
Finalmente, la "casa": el diente exacto, y dentro de él, el punto preciso donde la carga se deposita.

Cada diente recoge y soporta energías que el cerebro no puede procesar en ese momento. Cuando se liberan, el sistema se alivia. Cuando no, el diente se sobrecarga. Y todo soporte físico, cuando se satura, acaba por quebrarse.

Por eso cuidar un diente no es solo una cuestión de higiene o estética. Es un acto de respeto hacia tu historia, tu linaje y tu alma. Y ese respeto comienza con la palabra dicha en voz alta, verdadero antídoto frente a las sobrecargas frecuenciales.

Cargas inscritas desde la infancia

Desde los dientes de leche ya se registran caries con una precisión que revela historia emocional. En el corpus de la PNO existe un tratado completo sobre dentición decidua-o de leche-[A1-PNO-Decidua] y sus significados, que permite a los padres comprender el sufrimiento de sus hijos observando sus lesiones.

Los dientes de leche son veinte en total-cinco por cuadrante-y los cuadrantes son menos complejos, de hecho hasta los tres años solo hay dos territorios, arriba-maxilar superior-Padre, abajo-mandíbula-Madre.

Pero esta simplicidad no deja de tener sufrimientos, que en la escala del niño son tanto o más que los de los adultos, hay que tenerlo en cuenta porque los primeros años de vida marcan mucho al adulto.

Existen incluso casos documentados de dientes natales —presentes al nacer— con defectos estructurales severos. La medicina habla de hipoplasias o hipomineralizaciones [A1-Neuro-Emb]. El hecho esencial es otro: esas piezas llegan al mundo con una carga inscrita antes de la primera respiración.

El feto humano recibe toda su energía a través de la sangre materna. Esa sangre transporta nutrientes, pero también hormonas y neurotransmisores que reflejan con exactitud el estado emocional de la madre. El cuerpo del hijo se forma en un campo químico-emocional.

Las civilizaciones antiguas lo intuían. Por eso protegían a las gestantes en entornos de calma. Hoy sabemos que cada miedo, cada tensión, atraviesa la placenta y deja huella.

Los primeros molares definitivos —los "seises"— son especialmente reveladores. Se forman a partir del sexto mes de gestación y completan su desarrollo en el parto. Aunque no erupcionan hasta los seis años, conservan la memoria emocional de los últimos meses intrauterinos.

Ya en la edad adulta, todo lo que vivimos y callamos genera un caldo de cultivo perfecto para que el cerebro derive el conflicto a un diente afín. Cerebro y dientes comparten el mismo origen embrionario: células madre hermanas. Separadas, pero siempre comunicadas.

El resultado puede manifestarse como caries, desmineralización, pérdida ósea, abfracciones, cuarteamiento del esmalte, lesiones gingivales, torus, movimientos dentales, periodontitis, necrosis, agenesias, supernumerarios o cordales retenidas que parecen esconderse, avergonzadas de su linaje.

Son múltiples expresiones de un mismo principio: la interacción del SER en el HUMANO.

Si observamos cada manifestación con atención, veremos que cada cuadrante y cada pieza cuentan su versión particular. Pasamos del mapa del mundo al mapa del barrio. Y con ello, aparece la precisión.

La boca utiliza una gramática común para narrar historias únicas donde se entrelazan biología, emoción y memoria ancestral.

Desde esa mirada, estamos preparados para adentrarnos en el mapa simbólico de la boca.

Atención: a partir de este punto el lector alternará lectura y consulta del cuadro de las 32 piezas dentales que está dividido en cuatro cuadrantes en el anexo III. La alternancia de texto con consulta del cuadro, permitirá paulatinamente ganar criterio con el texto y precisión con la consulta al cuadro.

Capítulo 5

La gramática de la boca

Llegados a este punto del libro, no es necesario desplegar todo el repertorio de manifestaciones posibles. La biología es inmensamente rica, y la boca aún más.

Lo coherente aquí es detenernos sólo en **aquellas lesiones y expresiones con alto valor diagnóstico y psíquico**, las que permiten comprender con claridad que la boca no se limita a mostrar daño, sino que habla.

A continuación, citaremos algunas de las más habituales.

Manifestaciones con alto valor simbólico

Caries múltiples o localizadas
Indican un patrón emocional recurrente, fruto de un sufrimiento sostenido en silencio. No son eventos aislados, sino la huella de un proceso prolongado que no encontró vía de expresión consciente.

Abfracciones
Microfracturas y desprendimientos en la base del esmalte con la raíz, producidas por descargas constantes de estrés crónico o por defensas emocionales rígidas. El diente no cede por debilidad, sino por sobrecarga de tensión mantenida.

Pérdida ósea localizada
Expresa un debilitamiento del soporte vital en un área concreta de la vida. El hueso es estructura y sostén; cuando se retrae, lo hace en coherencia con aquello que dejamos de sostener internamente o con lo que sentimos que ya no nos sostiene.

Movimientos dentales o desalineamientos
Reflejan adaptaciones forzadas a cambios emocionales o a percepciones

de vida alteradas. Posiciones dentales caprichosas o poco estéticas suelen ser reclamos identitarios, mensajes visibles para otros seres de los reajustes internos no resueltos del sujeto.

Formas específicas o inusuales de raíces
Hablan de historias de retención, resistencia o arraigo excesivo. Muchas de ellas proceden de sufrimientos y advertencias heredados por vía genética que se transforman en patrones de conducta inconscientes. Su lectura es posible mediante una radiografía panorámica, que permite traer al consciente información alojada en niveles profundos.

Cordales retenidas o desviadas
Suelen señalar conflictos ancestrales no resueltos, a menudo ligados a cuestiones morales, sexuales o de madurez social. No emergen porque el terreno simbólico no está preparado para sostenerlas.

Torus maxilares o mandibulares
Indican acumulación defensiva de energía, generalmente cerca de los premolares, las piezas más emocionales. Son verdaderas murallas biológicas levantadas frente a presiones mantenidas.

Estas manifestaciones no son coincidencias ni simples alteraciones anatómicas. Cada una habla desde un lugar preciso de la historia personal y familiar.

Cuando las observamos con atención, dejamos de ver sólo el síntoma y empezamos a escuchar **el eco de un diálogo más amplio entre biología, emoción y memoria.**

La boca se convierte así en un **atlas emocional en miniatura**:
cada cuadrante es una región, cada diente un punto clave, cada raíz un hilo que conecta con memorias más antiguas que nosotros mismos.

La analogía de LegoLand

La riqueza expresiva de la biología es enorme. Podemos compararla con LegoLand: un parque temático construido con un número limitado de piezas que, sin embargo, permite crear estructuras sorprendentemente diversas.

Del mismo modo, a nivel celular y biológico, utilizando la química natural, las fuerzas de cohesión, las energías y todos los recursos de este robot biológico humano —que ha atravesado estados evolutivos y manipulaciones genéticas—, se despliega una creatividad expresiva asombrosa. Siempre, eso sí, que sepamos leer **el origen emocional de cada individuo y de su comunidad**.

Cada diente y cada molar, por su forma, su reparto celular y la inteligencia de la naturaleza, posee una afinidad específica para recoger determinadas vibraciones o frecuencias.

Esto ocurre tanto por vía neuronal directa como a través de las múltiples formas de comunicación —más de once— mediante las cuales las células intercambian información de manera natural. [AIV-9 Alberts, B. et al.]

Más adelante, presentaremos ejemplos concretos de **lectura de la boca** desde la psicodontología.

Dientes, habla y frecuencia sonora

Es esencial destacar el papel de los dientes en la articulación del habla. En psicodontología, la relación entre psique y estructura dental es bidireccional: los dientes no son sólo elementos físicos, sino **resonadores, registradores de frecuencia y memorias de vida.**

Desde esta perspectiva neurocientífica, no solo las conexiones cerebro-trigémino-diente permiten almacenar información electromagnética. El esmalte dental también es capaz de registrar vibraciones y frecuencias sonoras producidas al hablar.

Este registro se contrasta con el pensamiento o la intención que acompaña a las palabras, actuando como un espejo de la coherencia —o disonancia— entre lo que se piensa y lo que se dice.

Meridianos, órganos y palabra

Este enfoque se refuerza al observar que cada diente está vinculado a un meridiano de acupuntura y, por tanto, asociado a órganos y emociones específicas. La salud bucal está intrínsecamente ligada al bienestar emocional y mental.

Y aquí aparece un principio fundamental, ya mencionado en este libro: **hablar.**

Hablar descarga la tensión no resuelta del cerebro y permite que el cuerpo responda.

El cuerpo —incluido el cerebro— es el depositario de la energía; el Ser o Alma consciente posee las respuestas. Solo necesitamos permitir que se exprese a nuestro favor.

En el próximo capítulo entraremos en un territorio aún más profundo: las raíces dentales. Filamentos vivos que no solo anclan la pieza al hueso, sino que fijan en el presente las huellas de un pasado ancestral.

Allí veremos cómo los linajes hablan a través de la forma, la orientación y la vitalidad de cada raíz.

Capítulo 6

Tus raíces son tus ancestros

Este libro no trata de relatar todos los aspectos que se imparten en un curso de postgrado POP o POI, es una base para entender qué puede hacer por ti la psicodontología, y algunas curiosidades que seguro te sorprenderán

Estructura de raíces dentales como símbolo de linaje

Es bien curioso, cuando entendí que las raíces dentales nos hablaban (no todas) del sufrimiento de nuestros ancestros, me fascinó el juego de simbolismos entre las raíces físicas y la palabra que evoca a nuestras raíces ancestrales, nuestro linaje.

Incluso ahora no dejan de sorprenderme los potentes significados de cada manifestación y en cada forma caprichosa de las raíces.

Porque, del mismo modo que las raíces dentales sostienen los dientes y las coronas visibles en la boca, los ancestros sostienen, a través de la información emocional inscrita en nuestras células, el edificio identitario que somos. El hueso y las raíces lo mantienen en pie.

En ellas, miedos y carencias se reflejan en nosotros como información latente, cómo programas residentes, o preinstalados de serie en nuestro robot biológico humano.

Esas raíces, mediantes sus formas, sean curvas o rectas, su separación entre ellas o su unión y a veces fusión, nos dan un mapa de situaciones emocionales no resueltas, que inevitablemente están en nosotros para advertirnos o para que afrontemos el reto de superarlas.

Para esta tarea la célula atesora en el ADN nuclear, marcadores epigenéticos [AIV 9 alberts, B. et al] con toda la información emocional de nuestros ancestros, y en primer lugar, las más traumáticas y no resueltas.

Esta información genética puede modificar nuestra expresión en respuesta a experiencias emocionales y ambientales.

Y nosotros cuando actuamos como terapeutas, podemos pasar del inconsciente celular, al consciente humano, conociendo el lenguaje de la boca, y con la lectura de nuestro informe.

Ya nos decía Beyer, en una de sus mejores frases, "El inconsciente humano, es el consciente del Alma en el humano"

Y la ciencia nos confirma, por diversas fuentes, que sólo del 3 al 5% es el consciente en el humano, del 97 al 95% de nuestro pensamiento y acción es inconsciente o COS. [AIV-10- Kahneman, D.]

El conocimiento de la lectura de los dientes que aporta la PNO POP POI es, literalmente, hacer consciente el inconsciente al humano, para que cada uno pueda encauzar su vida con auténtica consciencia.

La lectura del transgeneracional desde la PNO-POP-POI

En psicodontología, se solicita una radiografía panorámica (ya sea actual o antigua) para poder observar la forma de las raíces, las transparencias y lesiones óseas, los tratamientos endodónticos, las caries y todo aquello que escapa al alcance visual directo.

A través de esta imagen, obtenemos un **mapa real de la situación emocional** del paciente, tanto actual como anterior, especialmente al comparar su evolución entre distintas radiografías.

Aunque su uso como mapa emocional ya es una realidad consolidada, **en el caso de conocer la forma de las raíces dentales se vuelve imprescindible.**

A partir de sus formas podemos obtener datos tan dispares como precisos. Por ejemplo: identificar en los cordales (muelas del juicio) la presencia de un hijo del cura o de una monja. Este tipo de secretos (frecuentemente de índole sexual) han quedado inscritos en formas concretas de las raíces.

Múltiples restricciones morales que determinados dogmas han impuesto durante siglos, han generado sufrimientos que se transmiten genéticamente por generaciones, bien para advertirnos o directamente para limitarnos en nuestros comportamientos sexuales.

Estas marcas no son arbitrarias: **cada célula del cuerpo contiene la misma información emocional ancestral alojada en su mitocondria.** Y en el momento de la construcción de las formas biológicas, dicha información condiciona el patrón o plantilla energética de crecimiento de cualquier órgano o parte del cuerpo.

Así, las raíces revelan con una claridad sorprendente si en el linaje o el clan han habido persecuciones étnicas, pérdidas de tierras o casas familiares (como en el caso de inundaciones), eventos que pueden traducirse en bloqueos de "liquidez" económica actual, limitaciones que sufrimos sin causa aparente, por nuestras posibilidades de crecimiento actuales.

También pueden reflejar memorias de gemelo perdido (en pacientes que compran dos unidades de la misma prenda, en colores distintos), o bien herencias de dictadores o fratricidas en el árbol genealógico... y tantas otras manifestaciones emocionales, que nos asaltan en un grado u otro y no sabemos por qué.

Este tipo de lectura nos abre la puerta a una comprensión profunda y detallada del inconsciente familiar. Actualmente, el **corpus PNO-POP-POI** tiene registradas más de cincuenta formas radiculares, [A1-PNO] **cada una con su explicación emocional precisa**, verificable en cientos de casos clínicos.

El concepto de abfracción, una nueva visión ancestral

Una de las contribuciones más notables de la psicodontología a la odontología tradicional ha sido el **desvelamiento psicológico de las abfracciones.**

Es una lesión todavía más visible que una cáries, por lo que es fácil de identificar. Si eres conocedor de su lenguaje podrás entender su mensaje, pero ¿Qué significan realmente? ¿Por qué aparecen en unas piezas sí y en otras no? ¿Qué diferencia hay entre pacientes que las presentan en una pieza específica y quienes no las tienen en absoluto?

Antes de abordar su significado desde la psique, conviene definirla desde lo clínico. **Una abfracción es una lesión en forma de concavidad suavizada**, que se localiza principalmente en la zona de unión, justo en la zona del final de la corona dental, el inicio de la raíz y la encía que cubre dicha unión.

Si observamos la encía como en un time-lapse arquitectónico, como una cámara fija que tomara una fotografía diaria de una obra en construcción, veríamos unas oscilaciones regulares de cubrimiento y retirada de la encía en la zona de la unión entre el diente y la raíz, para finalmente constatar una lenta y progresiva retirada de la encía.

Como si la encía, que es piel–el órgano más social que existe–se apartara del conflicto arrastrando consigo–con estos movimientos emocionales–al esmalte, que va desprendiéndose lentamente por despolarización, dejando expuesta, desgastada y pulida esa zona umbral.

Cuando cesa la presión electromagnética, la encía recupera su posición, hasta que vuelva a recibir un pulso emocional en este punto y se volverá a retirar arrastrando las micras de material desprendido por sufrimiento en su intento de soltarlo del cuerpo.

Sin embargo, esta es solo la percepción externa: **la verdadera causa no es mecánica, ni bacteriana, ni traumática.** Tampoco se trata de una fractura súbita o una erosión química o mecánica.

Desde la visión PNO-POP-POI, una abfracción es una **manifestación de sufrimiento emocional crónico.** No es agresiva, ni aguda. Es **una erosión suave, como un canto rodado**, provocada por el desgaste mental que produce un dolor constante no resuelto.

Las partículas de dentina y hueso van cediendo lentamente polaridad electromagnética en esa zona de paso entre dos materias complementarias, como si soltasen, poco a poco, una memoria dolorosa, guardada en la materia, que el Ser necesita liberar del humano para su tránsito emocional.

Es una especie de equilibrio o homeostasis emocional.

Esa causa emocional varía según la pieza afectada. **Cada diente puede albergar al menos un motivo central de sufrimiento sostenido**, por lo tanto, al menos 32 razones específicas, una por diente, que han identificado y descrito en detalle lo que expresan las abfracciones.

Recientemente he finalizado un tratado extenso sobre abfracciones, **dirigido a profesionales y lectores curiosos**, que verá la luz tras su revisión por parte del Dr. Christian Beyer. En él, se exponen y contrastan todas las teorías mecánicas y neurológicas clásicas, demostrando que más que causa, **son consecuencias visibles del sufrimiento descrito.**

Una de las hipótesis que queda refutada por la observación clínica es la del "cepillado excesivo". En muchos casos, la pieza afectada presenta abfracción mientras sus vecinas están intactas. Esto difícilmente puede atribuirse a una técnica de higiene errónea cómo es un cepillado compulsivo.

En cambio, el cepillado si podría ser un **cofactor emocional impulsivo** que participa, sin ser la raíz del asunto. Recordemos que la encía, como piel, es altamente reactiva al contacto social y a la imagen propia, por lo que sube y baja también en un vaivén emocional.

La abfracción, desde esta mirada integrativa, es un **corte ancestral**, un punto umbral donde la estructura dentaria manifiesta la necesidad de romper con un sufrimiento del cual el humano aún no ha tomado conciencia, por el que sufre lenta y silenciosamente durante décadas.

En el momento que el paciente conoce la causa mediante el informe psicodontológico, el conocimiento pasa de la conciencia orgánica a la conciencia mental, y lo verbaliza, el conflicto se diluye.

Un ejemplo ¿Qué significa esta abfracción?

Por ejemplo, tomemos la pieza 32 (en homenaje a los 32 órganos dentales) que está en el cuadrante 3, y es la pieza 2 (o séa un lateral, entre el central y el canino)

Poniendo en contexto, el cuadrante 3 nos habla del hogar creado, pareja e hijos, y al estar en el lado izquierdo mandibular habla de las cualidades femeninas–en cualquier género–que son introspectivas, en este caso, las cualidades de acoger, de ayudar.

Cuando hay una abfracción en el lateral 32, en la zona límite de la encía en la parte visible de la unión entre el esmalte de la corona y la raíz, nos estaría hablando que ese ser humano, está sufriendo por sentirse explotado, que abusan de él.

Aparece en personas que ofrecen su energía o recursos sin recibir compensación acorde. Su pensamiento recurrente es, "todo el mundo se aprovecha de mí" pero aún así, no deja de ayudar, prefiere sacrificarse que arriesgarse al vacío de los demás.

En sus memorias arcaicas, o transgeneracionales, sería posible encontrarse con el tabernero o el hostelero, siempre pendiente de sus clientes y para ellos, él, pasa desapercibido y a menudo le regatean los precios o dejan algo sin pagar.

Esto lleva a memorias de abnegación familiar, o incluso a exigencias de generosidad sin límite, cómo la típica tía o abuela, a la que siempre se le pide dinero que nunca se devuelve.

Este sufrimiento callado, va erosionando esta zona de unión entre mis memorias (esmalte) y las de mis antepasados (raíces) y la encía, que es un tejido emocional relacional, recoge siempre la influencia de la pieza a la que abraza, y colabora con su marea biológica (sube y baja) permanente, hasta dejar lisa y pulida esta zona en permanente expulsión de esmalte.

Como esta pieza, y en esta zona de unión, entre esmalte y raíz, hay 32 descripciones más, una por pieza, de sufrimientos humanos lentos, registrados en psicodontología integrativa POI.

¿Hay más zonas susceptibles de decapado permanente por sufrimiento?, sí, aunque en zonas donde no haya roce con tejido blando, su aspereza no pulida, puede acumular tintes alimentarios o de sustancias externas, y alterar su aspecto de lente cóncava, por algo rugoso y visible, que no es caries, porqué no hay fisura o fractura donde pueda anidar la bacteria.

Capítulo 7

La herencia viva en el cuerpo

El cuerpo no empieza conmigo:

Podríamos definir la boca cómo un puente entre lo neurológico y lo simbólico-ancestral, y en realidad estaríamos nombrando la acción constante de la **Conciencia Orgánica del Ser (COS).**

COS es el ámbito donde convergen lo neuronal y lo ancestral. Es el lugar donde una emoción no resuelta se registra como frecuencia en el esmalte y, al mismo tiempo, donde una memoria transgeneracional se hace visible en la forma de una raíz, una caries o una retención.

La clínica cotidiana lo muestra con claridad:

- Una **caries recurrente** no es un simple fallo del esmalte, sino la resonancia orgánica de un sufrimiento que COS decidió almacenar y que desborda por exceso.

- Una **abfracción** expresa un sufrimiento crónico que la biología decide descargar lentamente decapando esmalte.

- Una **raíz retentiva o torcida** revela memorias heredadas que han permanecido atrapadas generación tras generación, hasta que alguien las lleva al consciente humano.

- Un **cordal retenido** no habla solo de espacio físico, sino de un conflicto de vergüenza que COS mantiene en suspenso hasta que pueda ser integrado.

La herencia viva en el sistema nervioso

Hablar de Conciencia Orgánica no es formular una teoría abstracta. Es describir la lógica biológica y espiritual que hace que cada síntoma dental sea una carta escrita por el Ser en el cuerpo, esperando ser leída.

Sabiendo que el vehículo humano procede de clanes y linajes, podemos afirmar algo tan simple como contundente: cada uno de nosotros ha estado físicamente dentro del cuerpo de su abuela materna.[AIV-11-Barker, D. J. P.]

Cuando una mujer está embarazada de una hija, el cuerpo de esa hija ya contiene los óvulos que, años después, darán lugar a sus propios hijos. Eso significa que tú, como óvulo en formación, estuviste dentro del vientre de tu abuela, recibiendo directamente, a través de la sangre materna, sus hormonas, su estado emocional y su campo químico-vibracional.[AIV-12 Van den Bergh, B. R. H., et al.]

No se trata de una metáfora ni de una creencia: es un hecho biológico. Por eso los miedos, sufrimientos y esperanzas de nuestras abuelas no nos son ajenos. Están inscritos en nosotros desde antes del nacimiento, formando parte de la información viva con la que se construyó nuestro cuerpo.

Este hecho, real y constatable, rara vez es tenido en cuenta. Los sufrimientos, miedos y esperanzas de nuestras abuelas están en primera fila dentro de nosotros. Solo reflexiona sobre ello.

Cada pieza dental es un testigo vivo. No solo guarda tu historia personal, sino la memoria emocional del clan y del linaje: cargas no resueltas, pactos silenciosos, miedos heredados.

En cada una de las decenas de billones de células del cuerpo humano está contenida la misma información genética y emocional. Miles de cadenas de ADN portan conflictos no resueltos de nuestros ancestros. No están ahí para castigarnos, sino para advertirnos, para protegernos, como programas residentes de un sistema operativo.

El problema es que esos programas preinstalados, acaban ralentizando a un humano moderno que se mueve en otros tiempos y valores.

La boca es un lugar de encuentro: aquí se dan la mano la ciencia que mide impulsos y la sabiduría que reconoce símbolos. Entre ambas, un puente invisible pero tangible une al cerebro con las raíces profundas del linaje. En ese puente, el consciente del Ser se manifiesta recordándonos lo que aún queda por resolver.

Poco a poco, el lector empieza a sentir una intimidad inesperada: el cuerpo que creía exclusivamente suyo está compartido con algo más profundo. El ego —ese constructo con nombre, apellidos y profesión— comienza a descubrirse como lo que es: un avatar, creado a pulso entre risas y llantos por las circunstancias de la vida.

Y tal vez empiece a intuir que, en realidad, él también es el representante del Ser, que experimenta en la Tierra, en la materia, en sí mismo. Por lo que en realidad, en un conocimiento profundo, somos dos entidades.

Quizá por eso, durante siglos, reyes y nobles hablaron en plural mayestático: Nos. Porque somos dos: un Ser y un Humano. El Ser juega en la liga de lo inmortal; el Humano nace, vive y desaparece.

De ahí también la costumbre ancestral de repetir nombres en el clan: el abuelo, el padre, el hijo. Un intento del ego por inmortalizarse, sin saber aún que el Ser seguirá trascendiendo hasta fundirse de nuevo con la Energía fundadora, llámese Padre, Creador o Universo.

Los dientes como discos duros emocionales

Decimos que los dientes son discos duros emocionales porque COS los utiliza como **soportes de estructura cristalina privilegiados.**

No son solo estructuras funcionales: son fragmentos de memoria viva que contienen la interacción íntima entre el Ser y el Humano.

Las cualidades del cristal para almacenar información llevan décadas siendo estudiadas en universidades como el MIT o Stanford. [AIV-13 Zhirnov, V. V., et al.]

Ya en 2012 se presentaron bibliotecas completas almacenadas en cubos de cristal de apenas unos milímetros.[AIV-14 Waldrop, M. M.]

Microsoft trabaja desde 2016 con soportes de cristal capaces de albergar cientos de terabytes, [AIV-15 Microsoft Research] resistentes al fuego y al agua, sin necesidad de refrigeración y con una durabilidad prácticamente ilimitada.

La humanidad conservará su memoria escrita en cristal. Pero ese futuro ya lo inventó la naturaleza con nuestros dientes, formados por hidroxiapatita —una estructura cristalina—[AIV-16 Dorozhkin, S. V.] capaces de atesorar durante milenios nuestros secretos más íntimos.

Si la psiconeurodontología fuese conocida y aplicada, antropólogos e historiadores podrían acceder hoy al carácter, los conflictos y los sufrimientos de momias o personajes históricos simplemente observando sus dientes y radiografías.

Los territorios evolutivos en la infancia

Recordemos los cuadrantes en el adulto:

- Cuadrante 1: padre y clan paterno.
- Cuadrante 2: madre y linaje materno.
- Cuadrante 3: hogar propio, pareja, hijos.
- Cuadrante 4: vida social, hermanos, trabajo.

Estos territorios no aparecen así desde el nacimiento.

En los primeros años de vida, la presencia parental es tan determinante que el maxilar superior pertenece por completo al Padre. No por casualidad el paladar ha sido llamado "el cielo de la boca": el lugar del Padre celestial, del poder que habla desde lo alto.

El maxilar inferior es territorio Madre. Es con la mandíbula con la que el bebé succiona, se alimenta y sobrevive. La Madre aporta la potencia de crecimiento desde la cercanía, el contacto y la voz dulce.

Hasta aproximadamente los tres años, el niño, sea de la raza que sea, viva en clima frío o cálido, los dos cuadrantes superiores representaron al Padre y los dos inferiores a la Madre, hasta ese momento.

¿Qué ocurre entonces a los tres años?
El niño ya ha erupcionado todos sus dientes de leche, pero lo

verdaderamente esencial es la aparición del **lenguaje identitario**. Desaparece la tercera persona y surge el "yo".

El territorio del Yo nace en la mandíbula, el maxilar móvil es el que permite la palabra y la autoafirmación. Al autoafirmarse el territorio de la Madre se desplaza al lado izquierdo del maxilar superior, dejando el derecho al Padre.

A partir de ahí, el niño inaugura en la mandíbula izquierda el territorio del hogar propio, en diálogo constante con la Madre situada encima. Y en la mandíbula derecha emerge la vida social: hermanos, escuela, autoridad, siempre comparada con su antagonista arriba, con la mirada del Padre o sus sustitutos (abuelo, maestro...).

Cuando el padre está ausente y el niño lo vive como traumático, esa búsqueda inconsciente puede provocar un ascenso del paladar [AIV-17 Melsen, B.] y una falta de expansión maxilar, condicionando el desarrollo posterior y derivando, años después, en tratamientos de ortodoncia.

Una vivencia emocional temprana puede convertirse, sin saberlo, en un coste económico futuro de una ortodoncia evitable.

Desarrollo intrauterino y continuidad de la memoria

En la cuarta semana de vida intrauterina, [AIV-18-Ten Cate, A. R.] un grupo de células madre se divide: unas formarán el cerebro, otras los dientes. Son las mismas células, aunque se separan y construyen unas el cerebro y otras los dientes, siguen patrones perfectos y conservan una comunicación permanente a través del nervio trigémino y también, como toda célula, tienen hasta once maneras de comunicarse entre ellas, descubiertas hasta la fecha.

Por ese puente no viaja solo electricidad, sino información vibracional que refleja emociones, pensamientos y estados internos.

El cerebro —máximo consumidor de energía del cuerpo— recoge la electricidad que emiten los dientes, y descarga en los dientes y molares adecuados, por forma y frecuencia, aquello que no puede procesar. El diente, gracias a su estructura cristalina, recibe, almacena y, cuando es posible, libera.

Este mecanismo no es exclusivo de la boca: todo el cuerpo dialoga con COS. Pero aquí se hace visible. Por eso, establecer un diálogo consciente con el cuerpo es, en realidad, dialogar con el Alma. Solo que el intermediario con DNI lo ignoraba.

La memoria que se hereda

Los dientes son herederos visibles de pactos invisibles: abuelos sin piezas, padres con pérdidas tempranas, madres con traiciones inscritas en el esmalte.

Las caries en los dientes de leche, también llamados deciduos ya reflejan sufrimientos recibidos incluso a través del cordón umbilical. Tienen caries cómo los definitivos, también por sufrimientos, y lo sorprendente es que esa información no se pierde cuando caen los dientes de leche..

Durante la rizolisis, proceso donde los dientes definitivos absorben la materia de las raíces de leche, ya en ese momento y envuelta con esa materia prima, también absorben su memoria emocional. Desde la psiconeurodontología, este proceso se entiende como un **volcado de datos vivenciales.**

El organismo no improvisa. La continuidad debe estar asegurada.

Caries y abfracción: dos escrituras del mismo origen

La biología no repite síntomas al azar. Modula la forma de expresarlos según la intensidad, la urgencia y los patrones heredados.

Un mismo motivo emocional puede escribirse de dos maneras:

- La caries cervical vestibular es una expresión explosiva. La tensión fractura el esmalte y abre la puerta a la bacteria. Es el grito del cuerpo: "Aquí no puedo más".
- La abfracción es la misma emoción en clave lenta. No hay estallido, sino decapado y desgaste progresivo, silencioso, sostenido.

Ambas lesiones comparten el mismo código emocional, pero revelan dos modos distintos de escritura del Alma en el lienzo humano: una con la urgencia del grito, otra con la paciencia del goteo.
La emoción de fondo es la misma solo cambia la manera de darle salida.

Caries y abfracción no son, por tanto, fenómenos opuestos, sino **dos modos de escritura de una misma verdad emocional.** Una se manifiesta con la urgencia de lo que estalla; la otra, con la paciencia de lo que se desgasta en silencio.

Ambas nos hablan del mismo origen: un conflicto que busca salida, un sufrimiento que pide ser reconocido, una memoria (personal o ancestral) que ha llegado al límite de su contención.

La diferencia no está en la emoción, sino en cómo el humano la sostiene. Hay quienes gritan con el cuerpo. Hay quienes callan durante décadas.

La boca registra ambos lenguajes sin juzgar, no decide solo escribe.

Y escribe siempre en el mismo lugar: **en el punto vibracional exacto donde el Ser intenta hablar al Humano para devolverle coherencia.**

A partir de aquí, no basta con comprender el mapa general, se hace necesario descender al detalle.

En el próximo capítulo entraremos en la lectura específica de las piezas y sus territorios, donde cada diente deja de ser un símbolo abstracto y se convierte en una palabra concreta dentro de una frase biográfica precisa.

Porque cuando aprendemos a leer la boca con exactitud, el síntoma deja de ser una amenaza y se transforma en **información útil para la conciencia.**

PARTE III

PSICODONTOLOGÍA APLICADA

Capítulo 8

Psicodontología Integrativa

La teoría se convierte en práctica consciente

Hasta aquí, el lector ha recorrido un territorio amplio: biológico, simbólico, ancestral. Ha comprendido que la boca no es un conjunto de piezas aisladas, sino un sistema vivo donde la Conciencia Orgánica del Ser se expresa con precisión quirúrgica.

Llegados a este punto, es necesario dar un paso más. No para añadir información, sino para **nombrar el campo** en el que todo lo anterior comienza a operar como práctica terapéutica.

A ese campo lo llamamos **Psicodontología Integrativa (POI).**

¿Qué es la Psicodontología Integrativa?

No es una disciplina nueva por acumulación de capas. **Las integra**, siendo extremadamente fiel a la PNO de donde emerge como aplicación práctica y terapéutica, como lo hizo en su especialización técnica la Psicodontología Protésica o POP.

No sustituye a la odontología, ni a la psicología, ni a la terapia simbólica. Las atraviesa. Las pone en diálogo simultáneo. Permite que lo biológico, lo neurológico, lo emocional y lo transgeneracional se lean como un solo texto, sin fragmentaciones artificiales, como lo hace este mismo libro.

La POI nace para avanzar sobre un marco teórico y convertirse en **herramienta de conciencia aplicada.** Para que la lectura de la boca no se quede solo en el diagnóstico ni se pierda en la interpretación simbólica, sino que se traduzca en comprensión útil para la vida futura del individuo.

No se trata de creer, se trata de **leer con precisión, integrar y dejar que el cuerpo actúe.**

Una apertura necesaria

Durante años, este conocimiento estuvo vinculado casi exclusivamente al ámbito odontológico. Era lógico: la boca es el territorio de trabajo del dentista, el higienista y el protésico. Sin embargo, con el tiempo se hizo evidente algo fundamental: **el lenguaje de la boca no pertenece a una profesión, sino a un plano de lectura.**

Fue el propio Christian Beyer quien me propuso abrir este campo concreto de manera oficial a terapeutas no odontólogos, siempre que contaran con una formación rigurosa y una ética clara. De ahí mismo nace el nombre de **Psicodontología Integrativa** como consecuencia natural de la maduración del corpus PNO-POP-POI y la consiguiente expansión como servicio público.

La POI permite que profesionales de distintos ámbitos —terapeutas corporales, energéticos, naturistas, integrativos, transgeneracionales— puedan leer la boca sin invadir competencias técnicas, pero **accediendo al significado profundo que esa boca expresa**. Sin improvisar, se forma y se acompaña con un diagnóstico certero de lo que pasa por el paciente, escrito en su boca.

Y esto es un avance para la difusión de la psicodontología, porque uno de los condicionantes de fondo en el ejercicio actual de la odontología es el elevado coste por minuto de la consulta clínica.

Esta realidad económica de estructuras empresariales muy costosas, dificulta, en la mayoría de los casos, la posibilidad de realizar entrevistas largas en una clínica dental, como las propias de las terapias psicológicas o integrativas, que serían necesarias para una lectura completa de un informe psicodontológico, fácilmente extensible a dos horas.

La lectura del informe psicodontológico de la boca del paciente consiste en poner en voz alta su inconsciente, de modo que pueda acceder al consciente, tomar conciencia del conflicto, neutralizarlo y actuar en consecuencia.

La incorporación al equipo dental de un terapeuta certificado en Psicodontología Integrativa —o la formación específica de personal propio de la clínica como terapeuta POI— permite delegar esta tarea de análisis y acompañamiento de la problemática COS del paciente, dando lugar al concepto de **clínica dental integrativa**, con pleno derecho.

Una clínica que cuenta con un terapeuta POI, interno o externo, puede abordar de manera más profunda y eficaz situaciones frecuentes como implantes que fracasan sin causa aparente, prótesis que no funcionan, tratamientos vividos como excesivamente dolorosos o el miedo persistente al dolor y al dentista.

Este enfoque beneficia al paciente, al equipo clínico y al propio sistema terapéutico en su conjunto.

Psicodontología Protésica POP

¿Y si mi prótesis también hablara?

Dentro de esta integración aparece una pregunta que, durante mucho tiempo, no se había formulado en voz alta:

¿y si la prótesis también hablara?

La pandemia me ofreció algo inesperado: tiempo. Tiempo para desarrollar estudios de posgrado dirigidos a protésicos dentales, que hoy, además, los capacitan oficialmente como terapeutas, con reconocimiento en trece países y les otorgan la denominación de **psicoprotésicos.**

En este cruce entre planos —lo físico y lo simbólico— que es nuestra realidad, la información puede permear cualquier soporte, incluida una prótesis.

No es un concepto extraño si se ha vivido, por ejemplo, una constelación familiar: personas que encarnan roles que desconocen y, aun así, expresan con precisión el carácter y el conflicto del sistema representado. No se explica del todo. Se experimenta.

Con la prótesis ocurre algo similar. Es única. Es intransferible. Está construida con intención. Incluso trabajando solo con el modelo dental, existe una enorme cantidad de información sobre el estado emocional del humano al que pertenece esa boca replicada.

El campo principal del protésico son las **ausencias dentales**. Y solo con la gestión consciente de esas ausencias ya se abre un diálogo profundo con la prótesis.

Un ejemplo sencillo: durante el montaje, un diente protésico insiste en girarse una y otra vez. En lugar de forzarlo, se observa. Se identifica qué puede significar ese gesto. Se anota. Al final del trabajo, se comenta al dentista, y este al paciente. A veces la respuesta es inmediata:

"Qué curioso... de pequeña tenía ese diente salido. Me pusieron ortodoncia. Ya ni me acordaba. Déjalo así. Es más yo."

El segundo nivel es aún más delicado: cuando el paciente escucha —aunque sea solo el inicio— de lo que esa ausencia o ese movimiento significa. A menudo no hacen falta más palabras. Dos lágrimas responden, se alivian. El Ser ha sido escuchado y el humano se expresa.

Prótesis como reconciliación

La prótesis no es solo una solución funcional o estética. Puede ser una **reconciliación.**

Cuando el origen del problema no ha sido reconocido, la memoria sigue activa. La lengua, incansable exploradora, palpa una y otra vez el lugar del antiguo sufrimiento. COS revisa:
¿Está todo resuelto? ¿Es seguro ahora?

Cuando el consciente humano ha sido informado mediante la lectura de su informe psicodontológico, no hay conflicto. Cuando el consciente no ha sido informado, aparecen fenómenos conocidos: implantes que fracasan sin causa aparente, coronas que se rompen repetidamente, prótesis que no se usan y acaban en el cajón de la mesilla.

¿Tiene memoria la boca? Sí. ¿Puede una prótesis reconciliarla? También. Pero solo cuando ha sido concebida y realizada desde la Psicodontología Protésica, por un psicoprotésico, conociendo su mensaje y construyendo para sanarlo.

Un campo que está naciendo ahora

A día de hoy, en 2025, existen solo **cinco psicoprotésicos titulados en todo el mundo**, que por el hecho de serlo, están certificados como terapeutas, con reconocimiento en 13 países, incluido España. Solucionando un punto de dolor persistente entre mi colectivo protésico, que es el trato personal y el reconocimiento del paciente.

El posgrado POP ya ha hecho desde el 21 su primera promoción semilla, y se iniciará de forma simultánea la primera promoción oficial de Psicodontología Protésica (POP) y Psicodontología Integrativa (POI), con formación presencial y en línea compartida en 2026.

Esto no es una promesa, es una fotografía del momento.

Estamos ante un campo que **está naciendo ahora**. Quien lea estas páginas no llega tarde. Llega justo cuando el tren empieza a moverse, cuando aún se puede escoger plaza, observar el paisaje y participar en su construcción.

Con la psicodontologia integrativa o protésica, entraremos de lleno en la lectura aplicada, pieza a pieza, territorio a territorio. A partir de aquí, la boca deja de ser mecánica operativa y se convierte en **lenguaje operativo de conciencia.**

Capítulo 9

Mapa simbólico de la boca y ejemplos PNO–POP–POI

A partir de este capítulo entramos en la aplicación directa. Todo lo desarrollado hasta ahora —biología, simbolismo, linaje, COS— comienza a leerse **en la boca concreta**, pieza a pieza.

Para ello utilizaremos el **cuadro adjunto**, donde se recogen los valores principales de cada diente y las aportaciones esenciales para su lectura psicodontológica. En ese cuadro se expresan los **patrones biológicos específicos** de cada pieza, es decir, la forma en que cada diente contiene y expresa la vibración propia de la Conciencia Orgánica del Ser.

La importancia de las ausencias dentales

Cuando observamos una boca, hay una evidencia que a menudo se pasa por alto: **las piezas ausentes son siempre las primeras que debemos analizar.**

Si un diente ya no está en boca —descartando la iatrogenia— es porque fue una de las piezas más sobrecargadas de información que el cerebro ya no podía, o no debía, seguir procesando.

Cada diente, como cristal que es, vibra según su tamaño, su forma y su posición de inserción en el hueso. Esa vibración corresponde a un espectro electromagnético concreto, afín a un tipo de pensamiento recurrente que ha saturado al humano en un bucle de preocupación.

La biología tiene una prioridad absoluta: **la supervivencia.**
Un cerebro bloqueado en un problema irresoluble no es operativo. No decide, no evalúa, no responde con eficacia. Y un cerebro así

compromete la vida, tanto en la caza primaria como en la sofisticación del mundo actual.

Cuando ese bloqueo no encuentra salida, el cerebro lo deriva al diente cuya vibración es compatible con ese conflicto. Si la sobrecarga es excesiva, el diente se fisura; la bacteria —siempre presente en el medio oral— ocupa esa fisura y colabora en la eliminación de estructura, hueso, esmalte, memoria.

El proceso puede culminar en la destrucción total y pérdida del diente. La memoria asociada desaparece con él.

El conflicto puede haberse resuelto… o no. Pero su soporte biológico ya no está.

Un apunte histórico revelador

Durante los años ochenta y noventa se popularizó la **extracción total** seguida de la colocación inmediata de prótesis completas. Estas prótesis se confeccionaban antes de la cirugía, retirando los dientes del modelo de yeso e imaginando la futura forma de la encía. Los protésicos éramos, en cierto modo, intérpretes del futuro tejido.

A varios pacientes a los que se les realizó este procedimiento bajo anestesia general les pregunté, tiempo después, por la sensación al despertar. Todos, sin excepción, describieron un **enorme alivio.**

Hoy, desde la psicodontología podemos comprender mejor ese fenómeno: en muchos casos fue necesario eliminar de golpe memorias dolorosas heredadas de generaciones marcadas por, por ejemplo, posguerras extremadamente duras. El alivio no era solo físico. Era emocional y ancestral.

El concepto de Avance Patológico

Afortunadamente, ni las memorias colectivas actuales son tan extremas ni la práctica de extracciones masivas continúa, salvo en casos muy concretos. Cada vez se conservan más piezas dentales a edades avanzadas.

Y aquí aparece una herramienta fundamental de la psiconeurodontología: el **Avance Patológico (AP).**

Cuando observamos que una pieza está ausente o claramente más dañada que sus equivalentes del mismo número en los otros cuadrantes, hablamos de un avance patológico. Es decir: **esa pieza ha ido por delante del resto en la expresión de un conflicto.**

Dicho de otro modo, es la pieza que está peor (extraída, endodonciada, empastada, fracturada, reparada, enfundada...) comparada con las otras tres del mismo número y tipo de pieza presentes en los otros cuadrantes de la boca.

Ejemplo: El primer premolar es la pieza número 4. En la boca existen cuatro cuatros: 14, 24, 34 y 44. Si falta el 14 y los otros tres están presentes, ese 14 es el **avance patológico (AP)** del grupo 4.

La lectura asociada a ese 14 en AP sería:

Conflicto de remordimiento; Arrepentimiento con culpabilidad, pero ya es demasiado tarde. Buscar en la genealogía el arrepentimiento de quien no vivió algo con su padre porque estaba en cólera y no pudieron reconciliarse antes de su muerte."

Puede que nunca conozcamos el episodio exacto en la historia familiar. Pero sí podemos observar **como ese remordimiento vive hoy en nosotros**: decisiones no tomadas, acciones postergadas, palabras no dichas.

Ejercicios para localizar un avance patológico

Colócate frente al espejo y recuerda siempre una regla básica: La lectura se hace siempre **desde la visión del paciente**, no desde la imagen reflejada.

Tu mano derecha te indica la derecha real del cuerpo (cuadrantes 1 arriba y 4 abajo).

Observa qué diente falta o cuál presenta mayor patología.
Si las otras tres piezas del mismo número están presentes —bien o mal—, esa pieza es un avance patológico.

No es necesaria la extracción para identificarlo:

- una funda en una pieza cuando las otras no la tienen
- una endodoncia aislada
- una caries profunda única dentro del grupo

Todo ello señala un avance patológico.

Una vez identificado, busca la pieza y su cuadrante en el cuadro adjunto en el Anexo III y lee su AP con calma. No se trata de creer, sino de **sentir resonancia.**

Observa qué frases, estados o palabras clave siguen activas en ti y evalúa honestamente qué grado de sanación percibes.

Otra manera más sencilla es, cuando vayas al dentista para empastar o arreglar una pieza, pregúntale si las otras tres de su grupo están bien, ejemplo los 5 (los segundos premolares).

De paso, si te pregunta el porqué explícale que es un avance patológico, y que te ayude a encontrar más AP en tus dientes, seguro que dejas huella en él. Después, en casa, lees e interiorizas, una a una, las piezas y sus mensajes en la AP.

Son actos reservados, internos, date tu tiempo para integrar y reflexionar. Aprovecha para respirar profundamente, dejando que la exhalación sea más lenta que la inhalación, esto ayudará a relajarte, pues al cuerpo le indica que no hay peligro cerca, que estás a salvo.

Doble lectura: neurológica y simbólica

A partir de aquí, toda lectura psiconeurodontológica se realiza en **doble plano simultáneo:**

- **Neurológico:** el diente como vía de descarga de un conflicto cerebral no resuelto.
- **Simbólico-ancestral:** la pieza como portadora de una memoria emocional personal y transgeneracional.

No son dos lecturas distintas, sino **dos caras de un mismo fenómeno.** El error sería separarlas.

Una ausencia dental es, al mismo tiempo: una decisión biológica de supervivencia y una renuncia simbólica a seguir sosteniendo una memoria.

Este doble enfoque es el que permite que la lectura no se quede en el síntoma ni se pierda en la abstracción, sino que se convierta en **información útil para la conciencia.**

En los próximos capítulos descenderemos aún más: pieza a pieza, zona a zona, con ejemplos claros que permitirán al lector reconocer su propia historia escrita en la boca.

Porque cuando el mapa se entiende, la lectura deja de doler.

Capítulo 10

Del síntoma al diálogo

Hasta aquí, el recorrido ha sido amplio y, para muchos lectores, inesperado.
Se ha hablado de dientes, pero también de memoria.
De biología, pero también de linaje.
De lesiones visibles y de historias que son mensajes.

De Ser y de Humano, y de cómo el Ser habla al Humano a través del cuerpo que los une y vincula en muchas capas.

Llegados a este punto, conviene detenerse un instante y cambiar la forma de mirar. No para aprender algo nuevo, sino para **usar de otro modo lo ya comprendido.**

Porque este libro no ha sido escrito para que el lector acumule explicaciones, sino para que pueda establecer un diálogo consciente con su propio cuerpo.

El síntoma es un punto de partida, no un enemigo

En la mirada convencional, el síntoma es un problema que hay que eliminar. Desde la psicodontología integrativa, el síntoma **es un mensaje.**

No aparece por azar, ni por castigo, ni por debilidad.
Aparece cuando algo necesita ser dicho de otro modo.

Una caries, una pérdida dental, una inflamación, un movimiento inesperado… no son fallos del sistema, sino **soluciones biológicas provisionales** ante un conflicto que no encontró vía de expresión consciente.

Cuando el síntoma se interpreta solo como daño o dato, se pierde su función. Cuando se lee como lenguaje específico para ti o tu paciente, se transforma en información.

Del mapa a la experiencia corporal

Los capítulos anteriores han ofrecido mapas: cuadrantes, territorios, patrones, ejemplos.
Ahora el lector está en condiciones de **volver a su propia boca** con otra mirada.

No se trata de buscar problemas, sino de **observar sin juicio**:

- qué piezas te faltan
- qué aspecto tiene tu boca
- qué diente te habla primero, o destaca
- cual es el cuadrante con más problemas
- cuáles te han dolido o molestado
- si tienes caries visibles
- si tienes abfracciones visibles

El cuerpo nunca miente ni exagera. Solo habla con sus códigos si sabes decodificarlos y este libro te inicia en este biolenguaje.

Los cuadros de los cuadrantes y las tablas adjuntas no son oráculos ni recetas. Son **herramientas de orientación.** Ayudan a situar una experiencia personal dentro de un mapa más amplio, sin reducirla ni forzar interpretaciones.

Aquí, cada lector deberá encontrar su propio ritmo. Hay lecturas que se comprenden de inmediato. Otras necesitan tiempo. Algunas solo se revelan cuando la vida ofrece el contexto adecuado.

La liga de los inmortales

Este apartado es una pausa consciente en el recorrido técnico del libro. Antes de adentrarte en la lectura del mensaje escrito en tus dientes, quiero recordarte el objetivo esencial de esta obra: mantener presente, en la vida cotidiana, al Ser que eres mientras experimentas a través del humano que te representa.

El humano es caduco. Es un vehículo biológico que, cuando alcanza el límite de sus posibilidades, se apaga. En ese momento —ya sea en el lecho de muerte o en el silencio de una sala— el Ser recoge todas las experiencias vividas, los aprendizajes adquiridos y las percepciones propias y heredadas, y las integra en su bagaje.

Porque el Ser es inmortal. Su energía procede de la energía fundadora y, tras cada experiencia, regresa llevando consigo todo lo aprendido a través de los cuerpos que ha habitado.

Por eso, cuando hablo con un paciente, me dirijo a su Ser. Incluso le pido permiso para hacerlo. Y cuando la respuesta es un "sí" —o un "por supuesto"—, ya se ha producido un primer reconocimiento esencial: somos más que el cuerpo que nos representa.

Entonces suelo preguntar:
¿En qué liga quieres jugar?
¿En una liga menor, con campos pedregosos y reglas pequeñas,
o en la liga de los inmortales?

No hay duda. Todos eligen la misma.

Y en ese instante comprenden algo fundamental: somos dos.
El Ser, que es quien realmente somos.
Y el humano, que nos sirve para vivir la experiencia.

Desde esta premisa, ya estás preparado para observar tus dientes. Para leer en ellos la información de la Conciencia Orgánica del Ser (COS) —quien tú eres— inscrita en una de las estructuras más sensibles y precisas del cuerpo humano: la boca.

Cómo usar este libro en 5 minutos

(protocolo vivencial y operativo de lectura)

Este libro no está pensado para leerse solo de principio a fin. Está pensado para **volver a él** cuando el cuerpo llama. Para usarlo de la misma manera que un mapa, pero sobre todo como herramienta de diálogo. No para buscar problemas sino para observar con curiosidad.

Cuando tengas un dolor, una presión, una ausencia, una caries visible, una fractura, una abfracción o simplemente una sensación insistente en la boca, utiliza este recorrido breve:

1. **Ubica el territorio o cuadrante**
   Antes de interpretar, localiza el cuadrante.
   Pregúntate: ¿está arriba o abajo? ¿derecha o izquierda?
   Solo con eso ya has situado la "ciudad" de tu GPS emocional.

2. **Identifica la pieza o la ausencia**
   Si la pieza está, nómbrala con su número (FDI si lo conoces). Primero identifica el cuadrante y después cuenta que pieza es, desde el centro (1) hacia atrás (8), la combinación de ambos números identifica la pieza.
   Si falta la pieza, anota qué pieza es y si está presente en los otros cuadrantes, porque ya habrías identificado una AP, la de la pieza que falta.

3. **Define qué está ocurriendo, sin teoría**
   No analices aún. Describe clínicamente lo observable:
   caries, fractura, abfracción, pérdida ósea, movilidad, endodoncia, funda, etc. El cuerpo habla primero por hechos.

4. **Lee en el cuadro su doble plano, sin separarlos**
   - **Neurológico:** ¿qué conflicto o carga pudo descargar el cerebro aquí?
   - **Simbólico-ancestral:** ¿qué historia personal o transgeneracional se asocia a este territorio?
   No son dos lecturas distintas: son dos caras de un mismo fenómeno.

5. **Busca la frase semilla y dila en voz alta**
   No recites. No dramatices. Solo nombra el núcleo.
   Una frase basta. A veces dos.
   La palabra hablada es el puente: convierte lo implícito en consciente y permite que la biología deje de sostenerlo sola.

6. **Observa la respuesta del cuerpo**
   Cierra los ojos unos segundos y observa:
   ¿Hay alivio, emoción, resistencia, claridad, un recuerdo, un gesto involuntario, un escalofrío, suspiro, eructo o bostezo?

No fuerces su significado. Solo registra.
El cuerpo responde cuando ha sido reconocido.

7. **Decide el siguiente movimiento con prudencia**
   Si el mensaje es claro, déjalo reposar.
   Si aparece dolor intenso, miedo persistente, bloqueo emocional o repetición obsesiva, no lo afrontes solo: busca acompañamiento profesional.
   Este libro no sustituye una evaluación odontológica ni un proceso terapéutico; los orienta cuando hay conciencia.

8. **Vuelve al mapa cuando sea necesario**
   El texto te da criterio y alivio.
   Los cuadros con la información te dan precisión.
   Y tu vivencia te da verdad.

Si haces esto con calma, descubrirás algo fundamental:
la boca no pide que aciertes. Pide que escuches.
Y cuando se la escucha de verdad, el síntoma deja de ser enemigo y empieza a convertirse en información útil para tu crecimiento, para la conciencia de tu humano.

El diálogo como acto de conciencia

Leer el síntoma no implica resolverlo de inmediato.
Implica **escucharlo.**

Escuchar no es analizar sin fin, ni buscar culpables, ni reconstruir la historia familiar completa. Escuchar es permitir que el mensaje llegue al consciente humano sin resistencia.

A veces basta con poner palabras. En otras, con reconocer un patrón que se repite. En muchos casos, con aceptar que algo dolió más de lo que se admitió.

Cuando el diálogo se establece, la biología ya no necesita gritar. El síntoma puede entonces transformarse, atenuarse o desaparecer, o simplemente dejar de ocupar el centro de la escena.

No hay promesas aquí. Hay responsabilidad y presencia.

Usar el conocimiento sin invadir el cuerpo

Una advertencia es necesaria: este enfoque no invita a una vigilancia obsesiva del cuerpo ni a una búsqueda permanente de significados ocultos. La psicodontología no convierte cada sensación en un conflicto ni cada diente en un problema.

El cuerpo no necesita ser interrogado constantemente. Necesita ser **reconocido cuando habla.** Este libro no pretende que el lector se convierta en terapeuta de sí mismo, sino que recupere algo más sencillo y más profundo: **la capacidad de escuchar sin miedo.**

Del sufrimiento al mensaje

Cuando el síntoma deja de ser vivido como una amenaza y pasa a ser entendido del mismo modo que un mensaje, algo cambia. El sufrimiento ya no está solo. Está acompañado de sentido.

Eso no elimina la dificultad, pero la vuelve **transitable.**

A partir de aquí, cada lector decidirá qué hacer con lo comprendido: compartirlo, trabajarlo, acompañarse o simplemente dejarlo reposar.

No hay un único camino. Hay conciencia posible.

En el próximo capítulo, cerraremos este recorrido no con una conclusión, sino con una devolución: **la boca también es un acto cotidiano de conciencia**, un lugar donde el Ser y el Humano pueden encontrarse sin intermediarios, cuando se les permite hablar el mismo idioma.

Capítulo 11

La boca como acto de conciencia

Este libro no termina en una conclusión, ni siquiera termina en las joyas integradas en los anexos.

Termina en un lugar más simple y más exigente para el lector: **en la experiencia consciente del propio cuerpo.**

Después de recorrer cuadrantes, memorias, linajes, síntomas y lecturas, puede aparecer una tentación comprensible: querer hacerlo bien, querer interpretar correctamente, querer no equivocarse. Pero la boca no pide exactitud intelectual. Pide **presencia.**

La psicodontología no invita a vigilar el cuerpo, sino a **habitarlo desde el Ser.** No invita a buscar conflictos en raíces, sino a **escuchar cuando algo se expresa.**

La boca no es un objeto mecánico

Durante mucho tiempo, la boca ha sido tratada de la misma manera que a un objeto técnico: una estructura mecánica a corregir, limpiar, reparar o sustituir.

Este libro ha mostrado otra posibilidad: entenderla como un lugar de encuentro.

En la boca se cruzan:

- lo biológico y lo simbólico
- lo individual y lo ancestral
- lo consciente y lo que aún no lo es

No es un lugar neutro, es un umbral para el conocimiento del Ser.

Cada gesto cotidiano —hablar, masticar, sonreír, callar— pone en juego ese umbral. Y cada vez que lo hacemos con atención, el cuerpo responde de otro modo.

El síntoma convertido en acto de relación

A lo largo del libro se ha insistido en una idea central: el síntoma no es el enemigo. Es una forma de relación.

Relación entre el Ser y el Humano, entre lo que pasó y lo que aún pesa, entre lo que no pudo decirse y lo que ahora busca palabras. Cuando esta relación se comprende, deja de ser violenta para seguir siendo incómoda, incluso dolorosa, pero ya no está sola ni es ciega.

No todo síntoma desaparecerá, ni toda historia se resolverá. Pero esta escucha honesta transforma algo y te acerca al Ser, quien realmente eres.

Y el humano puede abandonar la pregunta del porqué, para abrirse al ¿para qué?

Conciencia no es control

Conviene decirlo con claridad: la conciencia no es control. No es dominar el cuerpo ni anticipar cada señal. Conciencia es reconocer.

Reconocer cuándo algo se repite, cuándo una reacción no es totalmente tuya, cuándo el cuerpo pide una pausa, palabra o acompañamiento. En ese reconocimiento, el ego pierde protagonismo.

De hecho, a partir de aquí, el trabajo del ego es transparentarse.

Ha cumplido una enorme función de protector, pero ya no hay ataque ni es necesaria la defensa. Hemos entendido que somos el Ser y que el humano es nuestro vehículo ideal.

El cuerpo es el aliado del Ser

A lo largo de estas páginas, el lector puede haber intuido algo que no siempre es fácil de aceptar, sobre todo si tienes dolor físico: el cuerpo NO está en contra.

Incluso cuando duele, incluso cuando enferma, incluso cuando pierde piezas o funciones, el cuerpo **sigue colaborando con la vida.**

La boca, en particular, actúa del mismo modo que un traductor incansable, de tensiones en sus formas, de silencios en sus lesiones, de memorias en sus estructuras.

Cuando ese lenguaje es reconocido por el humano consciente, el Ser ya no necesita insistir y empiezas a comprender en salud.

Un cierre que capacita

Este libro no pretende convertir al lector en experto, ni en terapeuta, ni en intérprete permanente de sí mismo. Pretende algo más humilde y más profundo: constatar el binomio de Ser y Humano y **devolverles la capacidad de diálogo real entre ellos.**

Diálogo con su boca, con su historia, en definitiva, con aquello que durante generaciones, ha buscado una forma de ser escuchado.

Y sobre todo, un diálogo en voz alta, para convertir en materia física su pensamiento, para que deje de acumularse peligrosamente en los cristales de tu boca.

A partir de aquí, cada lector seguirá su propio camino.

Algunos querrán profundizar, otros solo habrán necesitado comprender algo puntual o simplemente, habrán cambiado la manera de mirar su cuerpo.

Y esto ya es suficiente, porque cuando dejas de ver en la boca solo materia y reconoces en ella un espacio de conciencia, cualquier síntoma ya no es un mal augurio, es un mensaje de tu Ser para tu aprendizaje.

Nota de uso y práctica

Este libro no se termina al cerrarse. Empieza cada vez que necesitas saber algo del lenguaje de tu boca.

Cuando aparezca un dolor o una presión, lo abrirás y querrás saber de qué habla ese diente.

Al sentirlo mientras meditas, el diente te hablará, y tú comprenderás mientras mantienes la atención sobre él. Después querrás verificar si lo que has sentido coincide, y volverás al libro.

Cuando estés hablando con alguien y observes aspectos de su boca que te llamen la atención, lo abrirás para verificar qué dicen esos dientes, y de este modo la boca seguirá hablándote también a través de los otros.

Nota funcional y de presentación

Este libro, además de ser una herramienta para leerte a ti, es también una presentación funcional del asistente de Inteligencia Artificial de Psicodontología Integrativa (POI), de uso privado y diseñado con un enfoque de seguridad médica.

La tecnología bien construida nos libera de depender exclusivamente de nuestra limitada memoria cerebral y nos permite apoyarnos en una actualización digital constante, dialogante y precisa, accesible en la palma de la mano.

Y quizá, solo quizá, si tu trabajo es ayudar y acompañar en la salud, quieras saber más: formarte, profundizar o simplemente interactuar con la IA de psicodontologia.com.

Sean bienvenidas las herramientas que nos permiten ser más exactos, más creativos y más conscientes.

Bienvenido a la conciencia sin juicio ni dogmas.

Epílogo

El conocimiento de la materia viva en expansión

Hasta aquí el libro ha llevado al lector a un punto esencial: reconocer que la boca no es un objeto, sino un acto de conciencia; que el síntoma no es un error, sino una forma de diálogo; y que el cuerpo no es un adversario, sino un aliado del Ser que habita al Humano.

Aquí podría cerrarse todo con éxito de docencia y, sin embargo, no sería honesto hacerlo. Porque lo que se ha expuesto en estas páginas no es un sistema cerrado, ni una doctrina, ni una teoría acabada. Es el registro de un campo vivo que sigue desplegándose, investigándose y verificándose a sí mismo en tiempo real.

La Psicodontología Integrativa no nace como un cuerpo dogmático, sino como una práctica abierta que observa, contrasta y afina su lectura allí donde la biología, la conciencia y la experiencia coinciden.

En este contexto, la tecnología —y en particular la inteligencia artificial— no aparece como sustituto de la experiencia humana, sino como una herramienta de verificación constante.

La IA no interpreta, no siente y no decide; pero permite cruzar grandes volúmenes de información, detectar patrones repetidos y validar coherencias que, de otro modo, quedarían dispersas en la intuición individual frenada por el ingente trabajo que significaba verificarlo.

Desde esta perspectiva, en los últimos meses se ha abierto una línea de investigación aplicada que cruza la lectura psicodontológica con otros lenguajes que analizan desde la matemática estructura del Ser humano.

Sin intención de mezclar sistemas ni de generar nuevas creencias, sino de verificar convergencias. Cuando distintas lecturas independientes señalan el mismo núcleo de conflicto, la misma tensión estructural o el mismo mandato vital, la probabilidad de coherencia aumenta y la validación para todas es patente.

En esta investigación en curso se han utilizado, de forma contrastada y prudente, distintos mapas de lectura del proyecto humano:

El mapa natal, desde la astrología, permite identificar el clima energético de base, las tensiones estructurales y los ejes de aprendizaje que acompañan a una vida. No como destino inamovible, sino como escenario de experiencia.

Su cruce con la Psicodontología Integrativa aporta resonancias claras entre determinadas configuraciones y manifestaciones dentales específicas, especialmente en lo relativo a estructura ósea, agresividad defensiva, límites y sensibilidad emocional.

La numerología en base 9 y 22 aporta información sobre la forma en que el Ser se expresa y se defiende emocionalmente. Al contrastarse con la lectura transgeneracional de la boca, aparecen repeticiones significativas que permiten validar conflictos heredados y patrones de comportamiento sostenidos en el tiempo.

El Diseño Humano, entendido como un modelo de mecánica energética y gestión del estrés vital, aporta claves sobre la estrategia natural de cada individuo y sus puntos de fricción con el entorno. Su cruce con POI permite comprender por qué determinadas bocas expresan frustración crónica, agotamiento o sobreadaptación, más allá del relato consciente del paciente.

El Geniotipo, como perfil cognitivo y creativo del proyecto Humano, ayuda a cerrar el círculo: no solo muestra dónde está el conflicto, sino cuál es la naturaleza del proyecto vital que ese conflicto intenta proteger o expresar. En muchos casos, la boca confirma con precisión sorprendente esa geometría interna del Ser.

Estos cruces no sustituyen la lectura psicodontológica. La refuerzan, pero no la convierten en verdad absoluta. La validan por repetición y aportan coherencia.

La Psicodontología Integrativa se desarrolla en un momento singular de la historia humana: un tiempo en el que la capacidad de cálculo, la computación vectorial y la inteligencia artificial permiten verificar patrones complejos con una rapidez inédita.

En este contexto, investigar deja de ser acumular datos y pasa a ser observar relaciones vivas en tiempo real.

Más que nunca, se hace necesario comprender el propio proyecto de vida con claridad. No para controlarlo, sino para habitarlo con conciencia. No para corregirse, sino para alinearse.

Tal vez ese sea el verdadero salto cualitativo de nuestra época: un humano más consciente, un humano más presente; un humano en el que el Ser no aparece solo en momentos excepcionales, sino en cada palabra, en cada acto y en cada decisión encarnada.

Este epílogo no cierra nada.

Abre.

Lo que aquí se ha mostrado es apenas el primer plano de una investigación que continúa, se contrasta y se afina. Quien haya leído este libro no llega al final de un recorrido, sino al principio de otro.

Un camino en el que la boca deja de ser solo un mapa de lectura y se convierte en un punto de verificación viva entre biología, conciencia y sentido.

La materia, el conocimiento y el libro están vivos.

Y siguen hablando en los anexos. Bienvenido.

Fin del libro *Tus Dientes Te Hablan*, TDTH, El lenguaje de la boca humana y de su estilo de lectura, deliberadamente ameno y dinámico.

Lo que sigue a continuación son los ANEXOS, concebidos con una función y un registro claramente distintos.

El **ANEXO I contiene el artículo científico** adaptado a formato de libro fundacional donde **se formula y documenta COS, Conciencia Orgánica del Ser**. Su lectura es técnica y menos fluida que la del cuerpo principal del libro, pero resulta **imprescindible para** comprender el marco conceptual y los argumentos **científicos** que lo sostienen.

En el **ANEXO II, Conciencia universal y lenguajes de construcción**, el lector encontrará una **aproximación más espiritual a COS** y a los planteamientos desarrollados en la obra. Integrar este contenido en el cuerpo principal habría supuesto excluir a lectores que, de este modo, pueden acceder progresivamente a esta dimensión sin perder la comprensión global del libro.

El **ANEXO III** presenta los **mapas de lectura dental**, herramienta fundamental para el análisis de los dientes, tanto en el ámbito personal como profesional, independientemente de la especialidad sanitaria del lector.

Finalmente, en el **ANEXO IV** se recoge la **bibliografía** que sustenta la **base científica y documental** de esta obra.

— Anexo I · Conciencia Orgánica del Ser (COS)

"De la noción de inconsciente a la Conciencia Orgánica del Ser (COS): una reformulación integrativa de la relación entre cuerpo, conciencia y experiencia"
Josep Àngel Grau Subirà, Mallorca, agosto de 2025

Resumen

La noción de inconsciente, cargada históricamente de connotaciones negativas, resulta reduccionista y peyorativa para describir la magnitud de lo que realmente expresa el Ser humano a través de su propia biología.

Los avances en neurociencia (Damasio, Edelman, Tononi, Reber, Maturana y Varela), en terapias perceptivas (Grau mediante la Anatheóresis) y en psiconeuroodontología (Beyer) apuntan hacia un mismo horizonte: la memoria profunda y creadora no es una ausencia desconocida, sino una presencia activa y operativa.

Autores como Steiner, Hamer, Jung, Grau o Beyer aportaron claves parciales —biológicas, arquetípicas o terapéuticas— que confluyen ahora en la definición de la Conciencia Orgánica del Ser (COS) como marco integrador. De este modo, la Psicodontología Integrativa asume el linaje de estos pioneros y lo trasciende mediante un lenguaje clínico propio, apoyado en las aportaciones de la PNO.

La propuesta de la Conciencia Orgánica del Ser (COS) como reformulación del concepto de inconsciente amplía este campo al establecer un primer puente funcional entre Alma y Cuerpo. Su manifestación en cada célula, tejido y diente como memoria viva completa la comprensión del inconsciente al considerar la conciencia como enraizada en la biología encarnada.

Al distinguir la Conciencia Orgánica del Ser (COS) de la consciencia universal, se configura un marco coherente: la primera como nivel operativo y encarnado, la segunda como horizonte último del Alma.

A partir de este enfoque, la Psicodontología Integrativa dispone de un concepto fundacional que permite leer el cuerpo —y en especial la boca y los dientes— como mapas vivos del Ser en su proceso de aprendizaje y evolución. Este mismo marco redefine también el acto protésico, al comprender que toda intervención restauradora o sustitutiva en la boca interactúa con esa memoria viva, dando lugar a la Psicodontología Protésica (POP) como aplicación consciente de la COS en la construcción material.

La propuesta COS permite que la biología oral deje de abordarse exclusivamente desde lo funcional para ser comprendida como el lenguaje de una nueva capa del inconsciente expresada por el Ser encarnado. Gracias a la aplicación rigurosa de la PNO, la Psicodontología Integrativa establece un puente claro entre ciencia, clínica y espiritualidad.

Este nuevo calificativo del inconsciente humano —la Conciencia Orgánica del Ser— no sustituye al concepto de inconsciente, sino que lo amplía. Más que un nuevo término, supone un cambio de paradigma: en primer lugar, valida la presencia operativa del Ser en el Humano a través de la materia; en segundo lugar, devuelve al cuerpo humano su dignidad como escenario del Alma, con capacidad de expresarse, sanar o enfermar en función de su conciencia y de su proyecto vital.

El modelo COS describe cómo la conciencia del Ser se expresa en el humano a través de la biología, entendida no solo como soporte funcional, sino como lenguaje vivo de expresión y coherencia, incluyendo el sistema nervioso y el cerebro como parte inseparable del cuerpo.

Desde este nuevo paradigma, allí donde la odontología tradicional identificaba únicamente lesiones, la Psicodontología Integrativa accede a información procedente de otra capa del inconsciente. En un ámbito médico donde el inconsciente permanecía ausente del discurso, se abre ahora la posibilidad de reconocer al Ser encarnado, inicialmente expresado a través del diente, como guía del ser humano en su proyecto vital mediante una información precisa y estructurada.

Abstract (From the Concept of the Unconscious to Organic Consciousness of Being (OCB): an Integrative Reformulation of the Body–Consciousness Relationship) Grau Subirà J.À. 2025

The notion of the unconscious, historically burdened with negative connotations, proves to be reductionist and insufficient to describe the full scope of what the human Being expresses through its own biology. Contemporary advances in neuroscience, embodied cognition, perceptual therapies, and Psycho Neuro Odontology converge toward a shared horizon: deep and creative memory is not an unknown absence, but an active and operative presence.

Within this context, the concept of **Organic Consciousness of Being (OCB)** is proposed as an integrative framework that redefines the unconscious as an embodied, biologically grounded dimension of consciousness. Rather than opposing classical perspectives, this framework integrates biological, archetypal, and therapeutic insights into a coherent clinical language supported by the contributions of Psycho Neuro Odontology (PNO).

OCB expands the traditional understanding of the unconscious by establishing a functional relationship between embodied consciousness and lived experience, manifested in every cell, tissue, and tooth as living memory. By distinguishing OCB from universal consciousness, a coherent structure emerges in which the former operates as an embodied and clinically observable level, while the latter remains the ultimate horizon of the Being.

Through this framework, Integrative Psychodontology acquires a foundational concept that allows the body—and especially the mouth and teeth—to be read as living maps of the Being in its process of learning and evolution. This perspective also redefines the prosthetic act, recognizing that every restorative or substitutive oral intervention interacts with embodied memory, giving rise to Prosthetic Psychodontology (POP) as the conscious application of OCB in material construction.

The OCB model describes how the consciousness of the Being expresses itself in the human through biology, understood not merely as a functional substrate, but as a living expressive system, including the nervous system and the brain as integral parts of the body.

OCB does not replace the concept of the unconscious; it expands it. More than a new theoretical proposal, it represents a paradigm shift: validating the operational presence of the Being within biological matter and restoring to the human body its role as an expressive and regulatory interface of consciousness, health, and life purpose.

1. La insuficiencia del término inconsciente

El término inconsciente, acuñado en el campo médico y filosófico europeo, adquirió su mayor resonancia en el psicoanálisis freudiano. Allí pasó a significar un espacio psíquico reprimido, caótico y conflictivo (Freud, 1915). En la cultura general quedó asociado a irracionalidad, ausencia de control o patología.

En los últimos siglos, un persistente culto a la razón, favorecido por la filosofía cartesiana, que establece un dualismo radical entre mente y cuerpo (res cogitans y res extensa), relegó todo lo no racional a un lugar marginal o sospechoso (Descartes, Meditationes de prima philosophia, 1641). El inconsciente quedó así reducido a algo "oscuro" cuando en realidad constituye la dimensión más real, vasta y creadora del Ser humano.

En el marco conceptual de la Psicodontología Integrativa, según la neurociencia Psico Neuro Odontología, desarrollada por el Dr. Christian Beyer, el término inconsciente se hace insostenible, y se busca una nueva definición y ampliación del inconsciente.

La necesidad de este cambio terminológico se hace evidente al estudiar y validar clínicamente "la nueva visión de la caries" de Christian Beyer. Como demuestra la PNO, una caries es la resonancia física de un sufrimiento vivencial que el organismo expresa como respuesta adaptativa significativa, no podemos seguir llamando 'inconsciente' al autor de un mensaje tan concreto. La caries es la prueba de que existe una inteligencia biológica que gestiona la salud y la enfermedad con un propósito de atención y guía del Ser al Humano.

2. Hacia una redefinición positiva

Desde distintos campos — espiritual, psicológico, neurobiológico y clínico— se ha ido configurando una visión convergente: los procesos tradicionalmente llamados inconscientes cumplen funciones organizadoras, adaptativas y creativas. Los autores clínicos y neurobiológicos citados a continuación no agotan este campo de conocimiento, sino que representan aportaciones significativas y han mostrado que los procesos llamados inconscientes no constituyen una ausencia de sentido, sino que operan como expresiones de un biolenguaje portador de orden y creatividad:

- Rudolf Steiner (1925): Fue el pionero en describir la "inteligencia congelada" de la estructura ósea y dental. Propuso que lo que llamamos procesos biológicos son en realidad la manifestación de una inteligencia creadora que se hace materia para dar soporte a la identidad del Ser. Su visión del cuerpo vital como portador de la memoria es el antecedente directo de la conciencia orgánica.
- C.G. Jung (1934): Para Jung, el cuerpo y la psique son dos caras de una misma realidad (unus mundus). Su concepto de "Sincronicidad" sugiere que la materia (el órgano) y la psique están unidos por un significado común, lo cual valida que una inteligencia biológica actúe simultáneamente en ambos planos. Jung define también el Inconsciente Colectivo y los Arquetipos como fuerzas organizadoras y creativas.
- Antonio Damasio (1999): para este autor la conciencia no se concibe como una entidad que emerge súbitamente de la actividad cortical, sino como un proceso progresivo y encarnado. Damasio describe el proto-self como un conjunto de mapas neurales y corporales que representan de manera continua el estado interno del organismo, sosteniendo la homeostasis y la identidad vital. Desde esta perspectiva, la conciencia está anclada en la regulación biológica y precede a la reflexión mental, lo que refuerza la idea de una conciencia distribuida, corporal y operativa. Esta concepción resulta plenamente coherente con COS, al situar la conciencia como una función orgánica encarnada que organiza la experiencia del Ser en la biología, y no como un epifenómeno tardío o exclusivamente cognitivo.
- Edelman (2000): En la obra de Gerald Edelman, la conciencia se concibe como un proceso dinámico que emerge de la interacción entre múltiples mapas neuronales distribuidos, seleccionados y reorganizados a lo largo de la experiencia. A través de su teoría del darwinismo neuronal, Edelman sostiene que la actividad consciente no depende de un centro único, sino de la integración funcional de redes que representan tanto el estado del cuerpo como su relación con el entorno. Esta concepción descarta una conciencia abstracta o desligada del organismo y

refuerza la idea de una conciencia encarnada, dependiente de la biología y de la historia vivencial del individuo. Desde esta perspectiva, la conciencia no es una instancia separada de la materia, sino una función organizadora que emerge de ella, en coherencia con la noción de Conciencia Orgánica del Ser (COS) como nivel operativo inscrito en la biología.

- Arthur Reber (2016): La propuesta de Arthur Reber aporta un apoyo especialmente relevante a esta redefinición. En su modelo de la Cellular Basis of Consciousness (CBC), Reber sostiene que la conciencia no aparece súbitamente en el ser humano, sino que es una propiedad primaria de los sistemas vivos, presente desde las formas celulares más simples y continuada a lo largo de la evolución. Desde esta perspectiva, toda célula posee capacidades básicas de percepción, valoración y respuesta, lo que implica una forma elemental de conciencia funcional. Esta visión sitúa la conciencia como inherente a la vida misma y no como un producto exclusivo del cerebro humano, reforzando la idea de una conciencia distribuida, orgánica y encarnada. En este sentido, la COS puede entenderse como la expresión integrada y compleja de esa conciencia biológica primaria en el ser humano.
- H. Maturana & F. Varela (1980): H. Maturana y F. Varela introdujeron el concepto de autopoiesis para describir a los sistemas vivos como unidades que se producen y mantienen a sí mismas de manera continua. Desde esta perspectiva, vivir y conocer no son procesos separados: todo sistema vivo es, en sí mismo, un sistema cognitivo, en la medida en que percibe, discrimina y responde a su entorno en función de su propia organización. La cognición no se define aquí como representación mental abstracta, sino como una dinámica encarnada, inseparable del cuerpo y de la estructura biológica que la sostiene. Esta concepción elimina la necesidad de un "inconsciente" entendido como depósito caótico o reprimido, y lo sustituye por una visión en la que los procesos no conscientes forman parte del funcionamiento coherente del organismo. En coherencia con esta visión, la Conciencia Orgánica del Ser (COS) puede comprenderse como el nivel operativo en el que esa

cognición autopoiética se expresa en el ser humano, integrando percepción, memoria y respuesta biológica como manifestaciones organizadas de la experiencia encarnada.

En conjunto, estos modelos contemporáneos muestran que la conciencia es un proceso biológico distribuido y encarnado, anterior a la reflexión mental. No obstante, su aportación se sitúa principalmente en el plano explicativo, dejando pendiente el acceso directo y operativo a los contenidos de esa conciencia no consciente. Estos modelos contemporáneos refuerzan la idea de que la conciencia no emerge de la nada, sino que está distribuida y encarnada en la biología.

- Joaquín Grau (1996): con la Anatheóresis mostró cómo el acceso a estados de ondas Theta permite revivir memorias emocionales prenatales y de infancia, revelando que lo inconsciente es, en verdad, el escenario original del Ser. Joaquín Grau aportó una comprensión operativa del ámbito tradicionalmente denominado inconsciente a través de la Anatheóresis, una metodología terapéutica basada en el acceso a estados de conciencia no ordinarios. Mediante este abordaje, Grau mostró de forma sistemática cómo es posible revivir y resignificar memorias emocionales prenatales, perinatales y tempranas, evidenciando que lo inconsciente no constituye un depósito caótico, sino un escenario estructurado de experiencia y sentido. Su trabajo aporta una validación experiencial directa de que la conciencia precede al lenguaje y a la elaboración racional, alineándose con la noción de una conciencia encarnada y operativa.
- Christian Beyer (2012, 2018): En sus obras entre las que destacan La nueva visión de la caries dental y El ciclo del Espíritu, siendo en está última que Beyer propone la unidad entre Espíritu y Cuerpo a través de la metáfora del ciclo. Presenta los dientes y las células como portadores de memoria espiritual, reforzando la visión de la biología como el escenario donde se encarna la conciencia del Ser. Beyer trasladó esta comprensión al ámbito clínico-biológico mediante el desarrollo de la Psico Neuro Odontología (PNO). A través de décadas de práctica clínica y observación sistemática, Beyer demostró que los dientes y los tejidos orales actúan como soportes de memoria biográfica y

transgeneracional, expresando conflictos y procesos no conscientes de forma precisa y coherente. Su trabajo establece un puente directo entre conciencia, biología y síntoma, proporcionando una validación clínica reproducible de que la materia viva no es pasiva, sino portadora activa de información. Esta aportación resulta central para la formulación de COS como expresión encarnada de la conciencia del Ser.

Todo lo anterior justifica que el término inconsciente ya no describe adecuadamente esta realidad funcional, abriendo la necesidad de una nueva denominación: COS.

En el marco de esta definición, *biolenguaje*, tal como se utiliza en este trabajo, no coincide con los usos técnicos existentes en la biolingüística ni con otros usos alternativos dispersos en la literatura, que suelen referirse al lenguaje humano desde una perspectiva cognitiva o a metáforas generales de comunicación biológica. En el modelo COS, *biolenguaje* designa específicamente la expresión articulada de coherencia y significado del Ser encarnado a través de la biología misma, entendida como estructura viva, funcional y expresiva.

3. Principio fundacional de Beyer y su influencia

El Dr. Christian Beyer, en el desarrollo de la neurociencia Psico Neuro Odontología (PNO), condensó esta visión en una formulación de gran precisión conceptual:

"El inconsciente humano es el consciente del Alma en el humano."

Esta afirmación no constituye una metáfora, sino una reorganización radical del marco interpretativo del inconsciente. Al situarlo como una instancia consciente desde la perspectiva del Alma, se disuelve su carácter patológico o caótico y se reconoce su función organizadora dentro de la biología humana.

Con esta formulación, el inconsciente deja de ser entendido como un espacio de ausencia o represión, para ser concebido como el modo operativo mediante el cual el Ser se expresa en el cuerpo. Esta visión resulta coherente con los modelos expuestos anteriormente y establece un punto de inflexión conceptual que hace insuficiente el uso tradicional del término inconsciente.

Este principio constituye, para el presente trabajo, el punto de partida desde el cual se formula la necesidad de una redefinición terminológica, que permita nombrar con mayor precisión esta instancia consciente encarnada, integrando los referentes clínicos, neurobiológicos y experienciales desarrollados a lo largo del artículo.

4. La Arquitectura del Ser: El Hueso como Inteligencia Congelada

Para superar la ambigüedad histórica del término inconsciente y normalizar una realidad cada vez más aceptada con los avances tecnológicos y científicos, en este punto proponemos el concepto de **Conciencia Orgánica del Ser (COS):**

- Conciencia: no como ausencia inconsciente, sino como presencia activa y ordenadora.
- Orgánica: porque se enraíza en la biología, en neuronas, glía, tejidos y células.
- del Ser: porque es el Alma quien se expresa en este nivel, impregnando al cuerpo de su memoria y de su destino.

Por añadidura, resulta revelador que este acrónimo COS coincida con el término catalán para 'cuerpo', cerrando así un círculo de perfecta coherencia semántica y biológica.

El acrónimo COS es, por tanto, humilde y revelador: el cuerpo como vehículo, escenario o templo sagrado donde el Ser encarna, se expresa, experimenta y se transforma.

Para profundizar en la naturaleza del Consciente Organico del Ser o COS, es conveniente sumergirse por unos instantes en una visión anticipada donde la biología no es el resultado del azar, sino la cristalización de una "Inteligencia Cósmica". En el sistema óseo, esta inteligencia la manifiesta Steiner como "inteligencia congelada" que cómo metáfora es brillante, y merece el debido peso académico. Esta concepción no entra en conflicto con los avances científicos contemporáneos, sino que ofrece un marco interpretativo que permite integrarlos en una visión coherente de identidad biológica y conciencia encarnada.

Desde la perspectiva de COS, esta "congelación" en materia, es la que otorga identidad y estructura. Mientras que la psique (el mental) es fluida y a menudo interpretativa y susceptible de distorsión, el hueso es la verdad sólida del Ser. El COS actúa aquí como el gestor de esta estructura:

- El Ser es el Arquitecto: Define el diseño original y la misión.
- COS es el Constructor: Traduce la intención del Ser encarnado en procesos fisiológicos (osteoblastos, mineralización).
- El Hueso es el Edificio: La identidad cristalizada que nos permite sostenernos en el mundo.

Aquí el hueso no es una metáfora poética, es un eje identitario, y en este sentido, el sistema óseo no sólo sostiene el cuerpo, sino que sostiene la identidad encarnada del Ser.

5. Distinción con Consciencia

Es fundamental distinguir entre dos niveles que suelen confundirse en los discursos sobre conciencia:

Conciencia (COS): de nivel encarnado y operativo, de naturaleza biológica, a través del cual el Ser se expresa en el cuerpo humano.

Consciencia: como dimensión expansiva y no localizada, de carácter colectivo o universal, que actúa como horizonte último de referencia para la experiencia del Alma, del Ser

Desde esta propuesta, la Conciencia Orgánica del Ser (COS) constituye el primer puente entre Ser y Humano: el nivel funcional en el que la conciencia se manifiesta de forma concreta en la biología. La Consciencia universal, en cambio, no opera directamente en el cuerpo, sino que actúa como marco de sentido y destino.

En este contexto, la biología oral adquiere un valor estructural: el hueso expresa la identidad encarnada, mientras que el diente actúa como soporte de memoria vivencial. Esta concepción se alinea con la descripción propuesta por Rudolf Steiner del cuerpo etérico o vital como portador de información biográfica.

COS es el portador de la biografía; no guarda recuerdos de forma abstracta en la "mente", sino que la información se transmite a través del nervio trigémino hasta el cristal dental.

La rizolisis, por ejemplo, no es solo un proceso biológico de absorción de materia de la raíz del diente de leche por parte del definitivo en crecimiento. Desde la visión de la PsicoNeurOdontologia de Beyer, también és un trasvase de datos emocionales del diente deciduo al definitivo, asegurando la continuidad de la experiencia emocional y vivencial del Ser en su vehículo físico, el Humano.

6. Desarrollo y aplicación de COS

La acción de la Conciencia Orgánica del Ser (COS) se entiende mejor si diferenciamos las dimensiones que confluyen en ella y en está propuesta se redefinen conceptos primordiales.

-La psique es una construcción emergente del cuerpo, es una creación inmaterial que, sin embargo, incide directamente en la biología. Surge de la actividad neuronal, endocrina y glial, y está determinada por la vivencia, la percepción, la identidad, la genética y el entorno. Su función es traducir las experiencias en emociones, sentimientos y respuestas biológicas. No es un sujeto en sí misma, sino un instrumento protector, un constructo moldeado por la historia personal, genética y colectiva.

-El Ser o Alma, en cambio, es el núcleo intemporal que elige un vehículo biológico (cuerpo, genética, género, familia, entorno) para experimentar y aprender. Aporta sentido al proyecto humano y utiliza tanto la psique como la biología como herramientas. A diferencia de la psique, el Ser permanece inmutable e inmortal y recoge la experiencia al final del ciclo vital.

-Las leyes biológicas describen cómo la biología responde a las percepciones, las emociones y los choques psíquicos. Ellas muestran la lógica precisa de los procesos de adaptación, la mecánica, pero no especifican al Ser como sujeto principal. Funcionan como instrumentos que explican "el cómo" responde el cuerpo, nos aproximan a intuir el "para qué" pero no definen "quién está detrás" de esa respuesta biológica.

En esta misma línea, la propuesta sintérgica de Jacobo Grinberg-Zylberbaum aporta un marco teórico especialmente esclarecedor. El neurofisiólogo describió la conciencia como un proceso de interacción entre el sistema nervioso y un campo de información subyacente, en el que la percepción y la biología actúan como moduladores de una realidad informacional más profunda. Desde esta perspectiva, el cuerpo no es un mero receptor pasivo, sino un organizador activo de información consciente.

Lo que resulta coherente con la noción de COS, que integra y da sentido a todo esto. Es la memoria viva del Alma en el cuerpo, el lugar donde cada célula, tejido y diente expresan la conciencia del Ser encarnado.

Entender qué es la Conciencia Orgánica del Ser, permite comprender el para qué de las experiencias biológicas: convirtiendo un síntoma, una lesión o una enfermedad en un mensaje que pide comprensión, un diálogo que trasciende la razón y busca ser leído desde el alma. Por eso podemos afirmar, siguiendo la frase de Christian Beyer: "El inconsciente humano es el consciente del Alma en el humano."

Desde este marco interpretativo, los signos clínicos no se leen como causalidades lineales, sino como expresiones simbólico-biológicas de procesos vivenciales no integrados. Los ejemplos clínicos lo ilustran:

Una caries recurrente no es una simple grieta en el esmalte, que las bacterias ocupan, sino la resonancia de un pico de sufrimiento que COS mantiene cómo memoria acumulativa en ese diente.

Una abfracción expresa la pérdida progresiva y constante del punto preciso de almacenamiento de un sufrimiento no resuelto y en activo.

Una raíz retentiva o torcida manifiesta memorias heredadas, expresadas generación tras generación, hasta que alguien las hace conscientes.

Un cordal retenido refleja un conflicto de maduración sexual o moral que COS mantiene en suspenso hasta que el individuo esté preparado para integrarlo.

En todos los casos el diente no "falla", sino que cumple una función de memoria y lectura.

De este modo, los dientes se comportan como auténticos discos duros emocionales: soportes que COS utiliza para registrar y comunicar información. Son fragmentos de memoria viva donde el Alma utiliza su biolenguaje, recordándonos que cada síntoma dental es una carta del Ser al humano, esperando ser leída.

Podríamos simplificarlo con un esquema visual

SER (Alma) – Sujeto principal

|
▼

COS – Conciencia Orgánica del Ser
(memoria de la parte del Alma inmersa en la biología, célula, órgano, diente)

|
▼

PSIQUE (constructo identitario inmaterial realizado por el cuerpo: neuronas, glía, genética, entorno)

|
▼

HUMANO - Leyes Biológicas como Instrumentos

(respuesta programada de la biología ante la percepción, el impacto emocional o la propia conducción del Ser llevando al humano a momentos de reflexión en su proyecto)

La desvalorización o el "Deshielo" de la Identidad

Bajo este nuevo marco conceptual, por ejemplo, la enfermedad periodontal adquiere una dimensión ontológica. Desde está lectura, cuando un individuo sufre un conflicto de desvalorización (pérdida de identidad/autoestima), COS responde con una señal de "retirada".

Si el hueso es "inteligencia congelada" según Steiner, que sostiene la identidad y estructura según Beyer, el impacto emocional de la desvalorización inicia un proceso de "deshielo" o reabsorción. El sujeto pierde hueso porque, a nivel de Conciencia Orgánica, ha dejado de reconocer la validez y la inteligencia de su propio diseño original. La patología es, en realidad, un mensaje del COS informando sobre una desconexión con el Ser.

Esto no es creencia, es marco de lectura clínica. Desde esta perspectiva, la clínica deja de ser solo reparadora para convertirse también en un espacio de lectura y acompañamiento del proceso identitario del Ser

7. COS y la PsicOdontología Integrativa

La odontología clásica ha interpretado los dientes desde lo funcional y lo mecánico, como estructuras destinadas a masticar, sostener o alinearse en la arcada. La Psicodontología Integrativa, al incorporar el concepto COS, amplía esta mirada: cada diente no solo cumple una función fisiológica, sino que también actúa como soporte de memoria del Alma o Ser.

Un desgaste, una caries o una movilidad dental desde la visión de la PNO, no se limitan a ser patologías que únicamente requieren reparación técnica, sino que se convierten en mensajes del Ser encarnado al humano que precisan ser transmitidos. Allí donde la odontología convencional ve un tejido alterado, la conciencia orgánica del Ser reconoce una huella de aprendizaje, una experiencia pendiente de integración o una memoria heredada que busca expresión.

De este modo, la boca entera se revela como un mapa simbólico y biológico del Ser para el humano. Las piezas dentales se convierten en capítulos vivos de la historia del alma en un cuerpo. Leerlas desde la visión de PNO POP POI no es un añadido místico, sino un cambio de paradigma médico: la clínica dental se transforma en un espacio terapéutico capaz de acompañar tanto la reparación del diente como la comprensión del mensaje que este porta. Y el profesional de la salud que conoce este lenguaje del cuerpo, puede ampliar su horizonte terapéutico.

No es teoría: es práctica clínica y terapéutica diaria

Este cambio de paradigma no nace de la especulación, sino de una práctica clínica y terapéutica rigurosa. Las enseñanzas del Dr. Christian Beyer y la labor de centenares de profesionales formados en Psico Neuro Odontología (PNO) han comprobado, en una amplia experiencia clínica acumulada durante décadas, la exactitud de estos códigos biológicos. Los cambios producidos en la salud y en la conciencia de quienes comprenden los mensajes que escriben su cuerpo, son la prueba fehaciente de la viabilidad del COS.

Hoy, el profesional de la salud o terapeuta que se forma en Psicodontología Integrativa (POI) adquiere la capacidad de diagnosticar con una precisión significativa simplemente observando la boca de su paciente. Del mismo modo, en la Psicodontología Protésica (POP), el técnico dental ya no solo construye estructuras mecánicas; comprende el significado vibracional de cada pieza y su labor técnica y terapéutica influye en la energía retenida en la prótesis y en el paciente.

Estos profesionales representan un salto evolutivo similar al del copista medieval: aquel que, tras años de imitar y copiar símbolos cuyo significado ignoraba, aprende finalmente a leer. Al entender por fin las letras y las frases, deja de ser un mero repetidor de formas para convertirse en un conocedor del mensaje escrito en el pergamino. Del mismo modo, la Psicodontología Integrativa nos enseña a leer la historia que el Ser ha escrito en la biología, transformando la técnica en conocimiento y el síntoma en sabiduría.

Hacia una Odontología de la Conciencia

Sustituir el término "inconsciente" por Conciencia Orgánica del Ser (COS) no es un mero cambio semántico. Es un acto de reconocimiento biológico. Reconocemos que cada célula, cada cristal de hidroxiapatita y cada trabécula ósea están impregnados de una inteligencia activa que responde a la dinámica del Ser, que es nuestra parte más trascendente dentro del binomio Ser y Humano.

El profesional de la salud no trata "materia inerte", sino una identidad estructurada que habla a través de la forma y la salud de los tejidos. La curación, por tanto, pasa por la reintegración del sujeto con su propia información estructural con el conocimiento de ese biolenguaje inmortal de poder escrito en su biología, devolviéndole su lugar y su sentido en el mundo.

Referencias Bibliográficas y Fuentes de Apoyo (Cronología de la Conciencia)

Las referencias que siguen no constituyen un corpus exhaustivo, sino un conjunto representativo de los autores que han contribuido, desde distintos ámbitos, a la comprensión de la conciencia como fenómeno encarnado, biológico y significativo.

1. Fundamentos clínico-científicos

Steiner, R. (1925). La Ciencia Oculta: Un bosquejo (4ª ed. revisada). Madrid: Editorial Antroposófica. (Original publicado en 1910).

Obra fundamental donde se describe la formación del cuerpo físico y etérico, y cómo las fuerzas espirituales se "precipitan" en la materia sólida. Steiner aporta la base conceptual para entender el sistema óseo como "inteligencia congelada", validando la función del COS como el puente operativo que otorga identidad y estructura a la materia.

Freud, S. (1915). Das Unbewusste (Lo Inconsciente). Internationale Zeitschrift für ärztliche Psychoanalyse.

Referencia histórica necesaria para situar el origen del término "inconsciente". Se utiliza de forma crítica para contrastar la visión de la psique como un espacio reprimido y caótico frente a la redefinición positiva que propone la Conciencia Orgánica del Ser.

Jung, C. G. (1952). Sincronicidad como principio de conexiones acausales. En La dinámica de lo inconsciente (Obras completas Vol. 8). Madrid: Editorial Trotta.

En esta obra, y a través de los conceptos de "Sincronicidad" y "Unus Mundus", Jung ofrece el soporte filosófico para entender que la mente y la materia están unidas por el significado. Es la base para comprender que un síntoma en el hueso tiene un sentido exacto en la identidad del Ser.

Maturana, H., & Varela, F. (1980). Autopoiesis and cognition: The realization of the living. Dordrecht: D. Reidel.

Introdujeron el concepto de autopoiesis, definiendo la cognición como algo inherente a todo sistema vivo. Su trabajo sostiene que vivir y conocer son el mismo proceso, validando la inteligencia intrínseca de la biología.

Sheldrake, R. (1981). A new science of life: The hypothesis of formative causation. London: Blond & Briggs.

Propone la existencia de campos mórficos y la resonancia mórfica como responsables de la memoria de las formas orgánicas. Apoya la distinción entre la Conciencia (COS) encarnada y la Consciencia universal expansiva.

Hamer, R. G. (1984). Krebs, Krankheit der Seele (Cáncer, enfermedad del alma). Köln: Amici di Dirk.

Plantea que las enfermedades se originan en choques biológicos ligados a vivencias emocionales. Su hipótesis de la unidad psique-cerebro-órgano anticipa la mecánica del COS, aunque se mantiene en un plano estrictamente biológico.

Grinberg-Zylberbaum, J. (1987). El sabor de la iluminación. México: Alpa.

Aporta la base teórica sintérgica para entender cómo el Ser procesa la información y la integra en su propia biología. Su visión elimina la barrera entre mente y materia, situando al cuerpo como un procesador de información consciente.

Grau, J. (1996). Tratado teórico-práctico de Anatheóresis: Las claves de la enfermedad. Barcelona: Ediciones Obelisco.

Joaquín Grau describe con precisión el escenario original del Ser. Con su conocimiento del inconsciente, ofrece una visión donde la conciencia superior se articula con procesos neurobiológicos reales como los ritmos cerebrales Theta.

Damasio, A. (1999). The feeling of what happens: Body and emotion in the making of consciousness. New York: Harcourt Brace.

Describe el "proto-self" como la representación orgánica que sustenta la homeostasis y la identidad vital. Es un referente científico clave para demostrar que la conciencia tiene una raíz profundamente biológica.

Edelman, G. M., & Tononi, G. (2000). A universe of consciousness: How matter becomes imagination. New York: Basic Books.

Explican la conciencia como una integración de procesos neuronales distribuidos, aportando rigor neurobiológico a la idea de que la conciencia impregna la materia.

Lipton, B. H. (2005). The Biology of Belief (La Biología de la Creencia). Santa Rosa, CA: Hay House.

Demuestra que la membrana celular funciona como un cerebro periférico que lee señales del entorno. Su trabajo valida científicamente que la vivencia del Ser modifica la expresión genética y la salud de los tejidos.

Beyer, C. (2012). La nueva visión de la caries dental. Barcelona: El Grano de Mostaza.

Obra cumbre de la PNO que demuestra que la caries es la resonancia física de un sufrimiento que la Conciencia Orgánica decide expresar. Proporciona la evidencia clínica de que existe una inteligencia biológica guiada por el Ser.

Reber, A. S. (2016). The first minds: Caterpillars, karyotes, and consciousness. Oxford: Oxford University Press.

Sostiene que toda célula posee formas primarias de conciencia. Es el pilar moderno para defender que cada tejido y diente contiene su propia Conciencia Orgánica.

2. Referentes transpersonales y terapéuticos

Beyer, C. (2018). El ciclo del espíritu: Una matriz de vida. Barcelona: El Grano de Mostaza. [En esta obra, Beyer explora la unidad entre Espíritu y Cuerpo a través de una constatación de ciclos muy identificables en el humano, subrayando que los órganos, dientes y células son portadores de memoria espiritual. Su visión complementa y amplía el horizonte de la Psicodontología al situar claramente la biología como el escenario de la conciencia del Alma encarnada.]

Grau, J. (1996). Tratado teórico-práctico de Anatheóresis: Las claves de la enfermedad. Barcelona: Ediciones Obelisco. Joaquin Grau es el que mejor ha descrito cómo es ese mundo del inconsciente (...) y él ha tenido la sensibilidad de describirlo perfectamente y enseñarlo durante 40 años. Con su conocimiento del inconsciente,

Grau ofrece una visión donde la conciencia superior del Ser se articula con procesos neurobiológicos reales: los ritmos cerebrales Theta, la vivencia emocional profunda y la integración consciente de experiencias tempranas.]

Hamer, R. G. (1984). Krebs, Krankheit der Seele: Cáncer, enfermedad del alma. Köln: Amici di Dirk. [En esta obra, Hamer plantea que el cáncer y otras enfermedades se originan en choques biológicos ligados a vivencias emocionales profundas. Su hipótesis de la unidad psique-cerebro-órgano anticipa y facilita enfoques posteriores, aunque se queda en el plano biológico. Por otro lado, su figura y su método han sido objeto de fuerte controversia en el ámbito de la industria médica.]

Steiner, R. (1925). La Ciencia Oculta: Un bosquejo (4ª ed. revisada). Madrid: Editorial Antroposófica. (Original publicado en 1910). Relación con COS: Describe la formación del cuerpo físico y etérico, y cómo las fuerzas espirituales se "precipitan" en la materia sólida para crear la estructura humana. (1920). Fisiología oculta. Buenos Aires: Editorial Antroposófica. Relación con COS: En esta serie de conferencias, Steiner analiza el sistema óseo y los órganos como expresiones de procesos anímicos, fundamentando que la forma biológica es el rastro del pensamiento espiritual.

Jung, C. G. (1991). Arquetipos e inconsciente colectivo (Vol. 9/1 de Obras completas). Madrid: Editorial Trotta. (Original publicado en 1934-1954).Relación con COS: Explica cómo el inconsciente no es un "sótano de desechos", sino una matriz creativa de patrones (arquetipos) que organizan la realidad tanto psíquica como física. (1952). Sincronicidad como principio de conexiones acausales. En La dinámica de lo inconsciente (Vol. 8 de Obras completas). Madrid: Editorial Trotta. Relación con COS: Aquí Jung propone que la mente y la materia están unidas por el significado. Es la base para entender que un síntoma en el hueso (materia) tiene un sentido exacto en la identidad (Ser). (1959). Arquetipos e inconsciente colectivo (Vol. 9/I de Obras completas). Zúrich: Rascher. [En esta obra Jung introduce la distinción entre psique y alma (Seele), desarrolla el concepto de inconsciente colectivo y formula el arquetipo del Sí-mismo como unión de consciente e inconsciente. Su visión arquetípica y simbólica, profundamente transpersonal, aporta un fundamento esencial para comprender la relación entre inconsciente y Ser. “Sincronicidad” y “Unus Mundus”, es el soporte filosófico de la Conciencia Orgánica del Ser]

Grinberg-Zylberbaum, J. (1987). El sabor de la iluminación. México: Alpa. [Obra donde se explora la naturaleza de la conciencia y la unidad entre el observador y la materia. Aporta al concepto de COS la base teórica para entender cómo el Ser procesa la información de la realidad y la integra en su propia biología de forma consciente.]

Lipton, B. H. (2005). The Biology of Belief: Unleashing the Power of Consciousness, Matter & Miracles. Santa Rosa, CA: Mountain of Love/ Hay House. Lipton demuestra que la membrana celular funciona como un cerebro periférico que lee las señales del entorno (tanto físicas como energéticas). Su trabajo define la epigenética y valida científicamente que la conciencia no reside "en el aire", sino que es un proceso biológico activo donde la creencia y la vivencia del Ser modifican la expresión genética y la salud de los tejidos.

— Anexo II · Conciencia universal y lenguajes de construcción

(Texto no confesional. Lectura opcional.)

"Para quien quiera ver que esto no es nuevo, sino que siempre estuvo nombrado con otros lenguajes".

A lo largo de este libro hemos hablado del Ser, de la Conciencia Orgánica y de la manera en que lo invisible se inscribe en la materia.

Para algunos lectores, este lenguaje resultará suficiente. Para otros, puede resonar con tradiciones más antiguas que ya habían nombrado esta misma experiencia con otras palabras, y es cierto.

En todas las escrituras sagradas se menciona que lo primero que hizo el Creador, fue hablar. Si lo reflexionamos vemos que esto no es un hecho baladí, pues para hablar se necesitan unas condiciones de materia muy especiales, y tener recursos físicos cómo aire, cuerdas vocales, y una caja de resonancias o modulación, como la boca.

Y lo primero de todo un pensamiento, que se materializa mediante la palabra. Y ahora sí que el lector entenderá la metáfora convertida en parábola cuando se habla de la imagen y semejanza del humano con Dios.

El Habla como "Materia Realizada" (La Metáfora Viva)

Si el humano es a semejanza de Dios, su palabra también es creativa. Cuando el pensamiento (energía pura) baja por los impulsos neurales y se manifiesta a través de las cuerdas vocales, ocurre una **alquimia biológica:**

El aire se convierte en frecuencia. La frecuencia resuena en la cavidad oral.

Los dientes actúan como **resonadores y liberadores de tensión**. Al hablar, el individuo "evacúa" o materializa la carga, evitando que la presión electromagnética se sature en el sistema. Es la ejecución de la semejanza divina: el verbo se hace carne (o sonido/materia).

El Silencio como "Memoria Almacenada" (La Parábola del Sufrimiento)

Aquí la parábola cobra un sentido clínico y existencial. Si el humano aborta la palabra, el impulso no desaparece, se transmuta.

La vía del Trigémino: El nervio trigémino, como un cable de alta fidelidad, traslada esa carga emocional/mental hacia el cristal de cuarzo del esmalte dental.

El diente como "Caja Negra": El diente no solo mastica; archiva. La pieza dental correspondiente al conflicto o pensamiento silenciado absorbe esa energía piezoeléctrica.

La **parábola** aquí sería la demostración de la utilidad del habla: Dios "habla" en las escrituras para crear y liberar, mientras que el humano, al callar, se convierte en un reservorio de "materia abortada" que termina cristalizando en patología o tensión dental.

El Diente como Testigo de Excepción.

Los dientes son los únicos tejidos del cuerpo que combinan una dureza mineral extrema con una conexión nerviosa directa y profunda.

En el habla: Son el límite que da forma al sonido (la materia final).

En el silencio: Son el disco duro que guarda el "archivo corrupto" que no pudo ser procesado por la boca.

Desde la especialidad en **psicodontología integrativa**, esta visión transforma el acto de "Dios habló" en un imperativo biológico: el ser humano debe expresar su "verbo" para mantener la salud de su materia, pues el silencio es, literalmente, una densificación de energía que el diente debe soportar para que el cerebro no colapse.

Este anexo no pretende convertir, ni convencer, ni interpretar dogmas. Su función es **mostrar que la experiencia del Ser no es nueva**, y que ha sido expresada en múltiples culturas mediante lenguajes simbólicos distintos.

Uno de esos lenguajes es el que aparece en los textos atribuidos a Jesús de Nazaret.

Cuando Jesús habla del Reino, no se refiere a un lugar, ni a una estructura política, ni a una promesa futura tras la muerte. El Reino del que habla es una **condición de conciencia.** Un estado en el que el ser humano deja de vivir fragmentado y recupera una unidad interior.

"El Reino está dentro de vosotros" no es una afirmación religiosa en sentido institucional. Es una afirmación radical sobre la **interioridad como lugar de verdad.**

Desde esta perspectiva, Jesús no propone una creencia, sino una **experiencia:** la de vivir alineado con una conciencia que no se identifica exclusivamente con el ego, la historia personal o el miedo.

Ese Reino no se alcanza mediante esfuerzo moral, sacrificio o obediencia ciega, sino mediante **reconocimiento.** Reconocer quién soy más allá de mis máscaras. Reconocer qué parte de mí vive en coherencia y cuál vive en resistencia.

Y con el reconocimiento llega la capacitación al humano. Cuando un padre reconoce a su hijo, le dice de un modo solemne y único, mirándole directamente a los ojos, "qué orgulloso estoy de ti", le capacita para hacer cualquier proyecto en su vida.

En el lenguaje de este libro, podríamos decir que Jesús habla desde la **Conciencia del Ser** y se dirige a la **Conciencia Orgánica del Humano.**

Cuando afirma que "la verdad os hará libres", no alude a una verdad doctrinal, sino a una verdad encarnada. Una verdad que, cuando es reconocida, libera tensiones internas y devuelve coherencia al cuerpo.

No es casual que en los relatos evangélicos la sanación no se produzca por intervención externa, sino por **reconocimiento:** "tu fe te ha salvado".

No como creencia, sino como alineación interior que lleva al aumento de tus capacidades humanas.

Desde esta mirada, el cuerpo no es un obstáculo para lo espiritual, sino su **campo de expresión.** La materia no es enemiga del espíritu, sino su lenguaje biológico para el crecimiento.

La psicodontología integrativa no contradice esta visión. La encarna. Muestra como aquello que no ha sido reconocido en conciencia busca expresión en el cuerpo. Y cómo, al ser reconocido, deja de necesitar gritar, porque ya es capaz de expresarse desde su origen.

Este anexo no pide adhesión. Solo ofrece una correspondencia.

Cada lector decidirá si este lenguaje más profundo le es útil o no. El recorrido principal del libro no depende de este anexo espiritual. Pero para quien lo reconozca, puede aportar una **profundidad de sentido y una luz** que siempre estuvo ahí, esperando tu mirada.

— Anexo III · Mapas de los cuadrantes

La boca se organiza en cuatro territorios (cuadrantes) definidos por dos ejes:

1) Eje vertical (derecha / izquierda del paciente)

Derecha: energía masculina (acción, clan paterno, mundo exterior).

Izquierda: energía femenina (emoción, linaje materno, mundo interior).

2) Eje horizontal (superior / inferior)

Superior: idea, sueño, proyección, necesidad.

Inferior: acción, concreción, realidad material.

Antes de analizar una pieza aislada, ubique el síntoma en su cuadrante. La lectura es dinámica, no estática:

En el lado derecho, observe el eje de materialización: arriba se proyecta el sueño y abajo se activan los recursos para realizarlo.

En el lado izquierdo, observe la tensión entre lo que se necesita (arriba) y las ganas de moverse hacia ello (abajo). Aquí interesa la vitalidad del impulso, no el "resultado".

Importante: derecha e izquierda siempre son las del paciente, no las del observador en el espejo.

Qué encontrará en los cuadros:

En los cuadrantes aparecen también órganos del cuerpo vinculados por líneas energéticas con determinados dientes. Aunque Beyer no relaciona de forma explícita dientes con órganos, en medicina energética

(Orsatelli y otros referentes) esta correspondencia es consistente y se ofrece aquí como información complementaria.

Dentro de algunos cuadros podrá ver:

-Sentido: palabras clave e información esencial de la pieza.

-Abreviaturas de lesiones/caries: KO (caries oclusal), KM (caries mesial), KD (caries distal).

-Agenesia: pieza que no se desarrolló, significado.

Bajo el significado general del cuadrante (en negrita) hay rectángulos verticales (dos por pieza):

Arriba del número: indicaciones clave de la pieza. Debajo del número: aparece el Avance Patológico (AP) si esa pieza es la más comprometida de su grupo.

Dos ejemplos de uso

Ejemplo 1 (visión global): Observe qué cuadrante presenta más lesiones, ausencias o pérdidas de piezas. Lea el significado de ese cuadrante y reflexione qué tema vital puede estar activo.

Ejemplo 2 (síntoma puntual): Si un diente duele o se altera, confirme el número de la pieza y lea su "perfume emocional" (claves y características). Si es el peor diente de su grupo, lea también el AP, despacio, para facilitar identificación y toma de conciencia.

El mensaje inconsciente empieza a neutralizarse cuando se vuelve consciente. Por eso, tras la lectura, debe verbalizar en voz alta lo que siente y lo que reconoce.

1º CUADRANTE (SUPERIOR DERECHA PACIENTE)

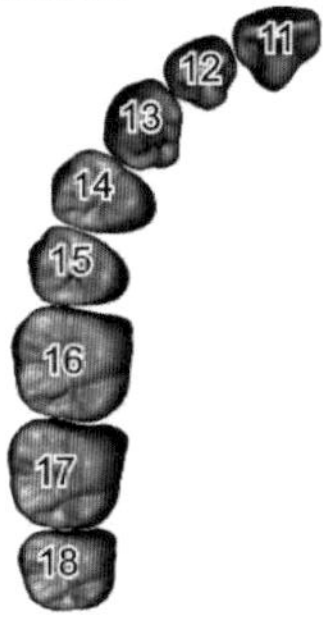

ÓRGANOS (derecha)	DIENTE	SENTIDO	
Riñón, Vejiga	11	Función PADRE (poder, límites, normas, obligaciones, protección)	
Riñón, Vejiga	12	MI RELACIÓN CON EL PADRE	AGENESIA: memoria DÉSPOTA
Hígado, Vesícula	13	OBEDIENCIA, LEYES Y DEBERES.	PODER, DOMINACIÓN, CULTO.
Pulmón, Int. Grueso	14	AMOR DE PAPÁ o desamor.	PERDÓN Y CONFIANZA.
Pulmón, Int. Grueso	15	Memoria de TRAICIÓN.	DESILUSIÓN DESESPERANZA (Sufrimiento del SUEÑO no cumplido)
Páncreas, Estómago	16	SUEÑOS, HOMBRE PADRE,	IMAGEN CONCEPTUAL DE HOMBRES DEL CLAN, NACIÓN.
Páncreas, Estómago	17	PENSAMIENTO FUTURO.	EXCLUSIÓN DEL CLAN, IMAGEN FÍSICA HOMBRES CLAN
Duodeno, corazón	18	No cumplir con tu objetivo de vida.	SECRETOS EL ABUELO PATERNO

PNO Método Beyer
IUPID

PADRE, CLAN

CLAN, SANGRE, PROFESIÓN, NACIÓN, HUMANIDAD, RELIGIÓN, PADRE CREADOR

	EXCLUIDO	SUEÑOS	NOCIÓN JURAMENTO		OBEDECER	DIRIGIDOS POR EL EGO	
	ENRAIZAMIENTO	REAGRUPAMIENTO	RECOGIMIENTO	INTENCIÓN	PUERTA	TEMOR	SILENCIO
Pasado araico. Mundo interior. Abuelo Paterno. Los secretos.	Fruto árbol paterno. Imagen física H. Clan Pertenencia al clan. Proyectos futuros. Objetivos del clan.	Cualidades árbol conceptual. Imagen mental hombres del Clan. **Los sueños de vida.**	TRAICIÓN. Decepción. Desilusión. KD: Desesperanza. KO: Traición.	Amor de Papá. Perdón. Confianza. Reir, jugar.	Leyes, Deber. Deber conyugal. Reglas. Dominación. Jerarquía.	Palabra. Yo con el Padre. Petrificación de la Energía masculina.	Nutre espíritu con el verbo. Función Padre. Guía. Límites. Identidad.
18 MOLAR	17 MOLAR	16 MOLAR	15 PREMOLAR	14 PREMOLAR	13 CANINO	12 LATERAL	11 CENTRAL

AVANCE PATOLÓGICO

18	17	16	15	14	13	12	11
NO SABER MÁS SI LOS PROYECTOS ESTÁN BIEN O MAL. -No comprender el registro del JUICIO	CONFLICTO CON EL FUTURO - CON LA MISIÓN DE VIDA. En vez de tener un Sol que nos indica el camino, estamos cogidos a OTRO ASTRO que nos da otras direcciones de vida.	NECESITO UN NUEVO CLAN, NUEVO JEFE, NUEVO SOL. Si quiero otro futuro debo tener otro Clan, pero eso no es posible	Ya NO PUEDO ESPERAR NADA MÁS DE MI CLAN. Estoy DECEPCIONADO de mi Clan. Hay RABIA, pero sobre todo hay una noción de COMPARACIÓN	CONFLICTO DE REMORDIMIENTO Un arrepentimiento por CULPABILIDAD, pero ya es demasiado tarde	CONFLICTO DE CAMBIO DE ESTRELLA. Hay una estrella que guía mi camino y un día ésta cambia. No sé cuál es la verdadera estrella que debo seguir.	YA NO ESCUCHO MÁS A MI PADRE. Ya no veo más la luz del SOL. NO es conflicto de DESORIENTACIÓN Es un conflicto de NO tener la misma LUZ que me ILUMINE EL CAMINO	Conflicto IDENTIDAD. Ya no sé ni quién soy. DESDOBLAMIENTO Quien yo soy, no sé quién es, quién yo siento que soy, no es aquel que debería ser.

IUPID PNO Método Beyer

2º CUADRANTE (SUPERIOR IZQUIERDA PACIENTE)

ÓRGANOS (derecha)	DIENTE	SENTIDO	
Riñón, Vejiga	21	Función MADRE	
Riñón, Vejiga	22	MI RELACIÓN CON LA MADRE.	
Hígado, Vesícula	23	SUMISIÓN (potencia), LA MORAL, TRADICIONES, COSTUMBRES. Función MADRE.	
Pulmón, Int.	24	AMOR DE MAMÁ o desamor.	CLEMENCIA.
Pulmón, Int. Grueso	25	Memoria de ENGAÑO.	INJUSTICIA (Sufrimiento de la NECESIDAD)
Páncreas, Estómago	26	NECESIDADES, IMAGEN DE MUJERES DE LA FAMILIA vinculadas al ADN mitocondrial. TIERRA. IGLESIA	
Páncreas, Estómago	27	PENSAMIENTO PRESENTE.	ALIANZA FAMILIAR, TRADICIONES, FOLKLORE.
Duodeno, corazón	28	MEMORIA DE PECADO CON LEYES DE IGLESIA, RELACIONES PROHIBIDAS, MEMORIA DE AMPUTACIÓN. SECRETOS. REMORDIMIENTOS	

MADRE, FAMILIA

FAMILIA, TIERRA, PAÍS, IGLESIA

DIRIGIDOS POR EL EGO		SOMETERSE	Noción PROMESA		OLVIDADO	GRUPO FAMILIAR	
Nutre cuerpo con materia. **Función Madre.** Pivot familiar.	Imágenes. **Yo con la Madre.**	Moral. Costumbre. Tradiciones. Culto. Potencia.	Amor de Mamá. Clemencia.	**ENGAÑO.** INJUSTICIA. CON 15 SOLEDAD.	**NECESIDAD.** Imagen de Mujeres de la Familia Tierra, Pais, Família KO: El niño a quien no se dirige la palabra nunca.	Imagen física Mujeres del Clan Tradiciones, Hábitos KO: Conflicto del niño molesto.	Fruto árbol Materno. Abuelo Materno Moral. KO: Caries del examen de conciencia.
21 **CENTRAL**	**22** **LATERAL**	**23** **CANINO**	**24** **PREMOLAR**	**25** **PREMOLAR**	**26** **MOLAR**	**27** **MOLAR**	**28** **MOLAR**

AVANCE PATOLÓGICO

21	22	23	24	25	26	27	28
CONFLICTO DE POSESIÓN Y COMPORTAMIENTO. Cuando miro mis actos, no me reconozco allí, y se en mi cerebro que es alguien que hace esto que no soy yo.	Resentir de INCOHERENCIA ENTRE YO Y MIS PALABRAS. Lo que yo digo no es lo que quería decir. Conflicto de lo INCOMPRENDIDO. Me siento incomprendido.	Conflicto del NUEVO MUNDO, mezclas culturales, al llegar dices: ¿Cómo se hace aquí? No puedes caminar de la misma manera sobre la tierra que sobre un glaciar.	CONFLICTO DE PENA PROFUNDA. Con un carácter muy TRISTE PERMANENTEMENTE VÍCTIMA, QUEJICA.	Mi FAMILIA YA NO TIENE NADA MÁS PARA DARME. Es como encontrarme ante un POZO SECO. -15 y 25 nos ponen en un conflicto de SOLEDAD.	INDIVIDUO QUE NO SE SIENTE DE ESTE MUNDO. En su inconsciente tiene la impresión de ser EXTRATERRESTRE. Sus necesidades vitales no pueden ser cubiertas en esta tierra.	CONFLICTO A LOS DESASTRES. Conflicto de DESORIENTACIÓN. Buscar a quien en la infancia se le MUERE uno de los dos astros, PADRE o MADRE NO tengo más ASTROS.	SUSPENDER LAS GANAS DE HACER ALGO PORQUE ESE ALGO será MAL JUZGADO.

3º CUADRANTE (INFERIOR IZQUIERDA PACIENTE)

PNO Método Beyer

ÓRGANOS (izquierdo)	DIENTE		SENTIDO	
Riñón, Vejiga	31	DULZURA.	FRAGILIDAD	
Riñón, Vejiga	32	ACOGIDA, la protección de la madre.		
Hígado, Vesícula	33	SERVIR, memorias de ESCLAVITUD.		
Estómago/Páncreas	34	AMOR DE PAREJA, en la familia.	Memoria de pérdida, desamor de pareja.	Paraíso perfecto.
Estómago/Páncreas	35	Memoria de rechazo.	CELOS, ENVIDIA.	
Pulmón/Int. Grueso	36	GANAS DE.	RECONOCIMIENTO.	Casa donde voy a cenar cada noche.
Pulmón/Int. Grueso	37	FRUTO DEL ÚTERO.	INGRATUS. El niño no deseado, no acogido.	
Yeyuno/Corazón	38	Memorias de penitencia, de perdón.	SECRETO.	

HOGAR, PAREJA, AMOR

31 CENTRAL	32 LATERAL	33 CANINO	34 PREMOLAR	35 PREMOLAR	36 MOLAR	37 MOLAR	38 MOLAR
Dulzura. Fragilidad. Cualidad de lo Femenino.	Acogida de la Madre.	Servicio. Esclava - Sirvienta. Memoria Ancilar.	Amor de pareja. Emoción. No Sexual.	KD: Celos, Envidia. KO: Engaño en pareja.	Hogar que YO creo. Tierra natal. **GANAS DE...** Rechazado. Problema de recibir. KO: Reconocimiento.	Fruto del Útero. Mérito. Problema pedir. KO: Ingratitud.	Abuela Materna. Vida interior. Secretos sexuales. Mem. Penitencia.

AVANCE PATOLÓGICO

31	32	33	34	35	36	37	38
¿QUIÉN SOY YO?. Es como si una parte antigua de mí que era sostén de mi identidad hubiera desaparecido.	CONFLICTO DEL FANTASMA. Sentimiento de ser INVISIBLE. No importa dónde esté, la gente parece que no me ve.	CONFLICTO DE NO SER YA MÁS ÚTIL. Resentir de ser dejado. Nadie más me pide nada, los niños ya son mayores y son autónomos, y la MADRE siente que YA NO ES ÚTIL. Conflicto con el TIEMPO que pasa (antes-después).	CONFLICTO A LA PERSONA DEL OTRO SEXO Con RENCOR, comportamiento AGRIO.	NO VOY A AMAR NUNCA MÁS A ALGUIEN. Al decirlo se abren DECEPCIONES gigantes. Gran DECEPCIÓN AMOROSA.	CONFLICTO DE NO SENTIRSE EN SU CASA, CUANDO ESTÁ EN SU CASA. Pérdida de la TIERRA NATAL. Conflicto con la FAMILIA. Conflicto con el SOBRENOMBRE: Son memorias de niños NO DESEADOS	Conflicto de niños muertos que llevan a una madre a una depresión profunda desde la cual ya no produce nada. Habla del sufrimiento de la MADRE que PIERDE a un NIÑO. Ya no puede ocuparse de sus otros hijos	MIEDO DE HACER O DECIR, POR MIEDO DE LO QUE PUEDA PROVOCAR. Conflicto de tener MIEDO de HACER el MAL. Conflicto de la MARIPOSA: Bate las alas en el océano Índico, y provoca un tornado en el Pacífico.

4º CUADRANTE (INFERIOR DERECHA PACIENTE)

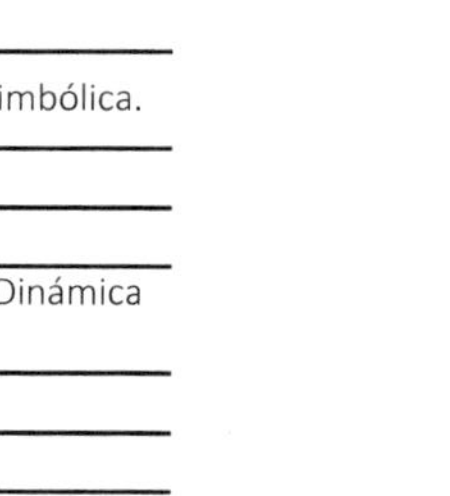

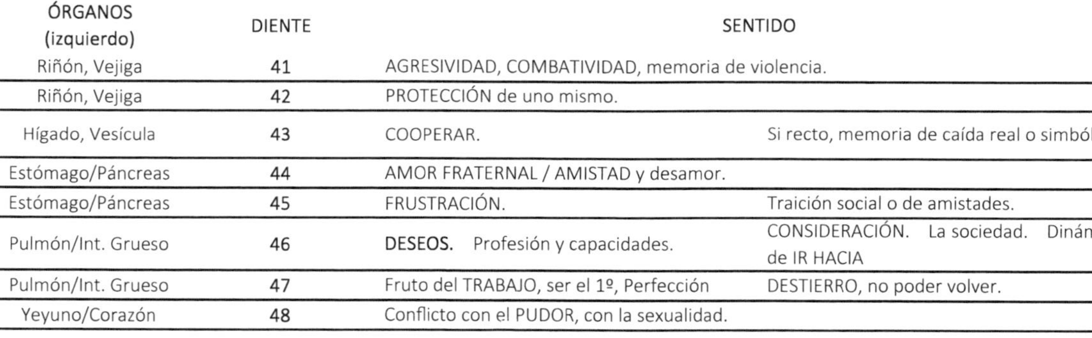

ÓRGANOS (izquierdo)	DIENTE	SENTIDO	
Riñón, Vejiga	41	AGRESIVIDAD, COMBATIVIDAD, memoria de violencia.	
Riñón, Vejiga	42	PROTECCIÓN de uno mismo.	
Hígado, Vesícula	43	COOPERAR.	Si recto, memoria de caída real o simbólica.
Estómago/Páncreas	44	AMOR FRATERNAL / AMISTAD y desamor.	
Estómago/Páncreas	45	FRUSTRACIÓN.	Traición social o de amistades.
Pulmón/Int. Grueso	46	**DESEOS.** Profesión y capacidades.	CONSIDERACIÓN. La sociedad. Dinámica de IR HACIA
Pulmón/Int. Grueso	47	Fruto del TRABAJO, ser el 1º, Perfección	DESTIERRO, no poder volver.
Yeyuno/Corazón	48	Conflicto con el PUDOR, con la sexualidad.	

PROFESIÓN, TRABAJO

	TRASCENDENCIA	MADURACIÓN	DESPOSESIÓN	RENUNCIA	DECISIÓN	DETERMINACIÓN	ENROLARSE
Abuela Paterna Pudor, sexualidad.	DESTIERRO Fruto del trabajo completitud. Éxito/Fracaso. Perfeccionismo. Dinero - Prostitución.	Objetivos profesionales. Estoy Orgulloso. Capacitación **DESEOS.** Sacrificio. KO: Consideración	Traición amigos. KD: Frustración. KM: Traición Social.	Amor Fraternal. Amistad. Procrastinación.	Cooperación.	Protección del Padre.	Agresividad - Combatividad. Cualidad de lo Masculino. Ir hacia.
48 MOLAR	**47 MOLAR**	**46 MOLAR**	**45 PREMOLAR**	**44 PREMOLAR**	**43 CANINO**	**42 LATERAL**	**41 CENTRAL**

AVANCE PATOLÓGICO

48	47	46	45	44	43	42	41
CÓMO ACTUAR PARA OLVIDAR EL MAL QUE HE HECHO. Cómo actuar para reencontrar el PASADO PERDIDO .	CONFLICTO DEL SURICATO, vigila mientras los suyos comen. Rol de PROTEGER AL CLAN, y NO HACE NADA POR ÉL. Buscar PADRE DEFICIENTE, NO APTO, o MUERTO, el niño asume el ROL del PADRE Y PROTEGE AL CLAN.	PROGRAMA INCONSCIENTE DE SACRIFICIO. Piensa que tiene que sacrificarse y sacrificar sus deseos. El individuo va a sacrificar sus DESEOS. Va a perder contacto con sus deseos.	YO NO VOY A TENER CONFIANZA NUNCA MÁS EN SEA QUIEN SEA. Grandes conflictos y DECEPCIONES DE AMISTAD. Conflicto de ENEMISTAD.	INDIVIDUO QUE ESTÁ DECEPCIONADO CON LAS RELACIONES HUMANAS. Son personas que se ocupan de los ANIMALES. Los animales son mejores que los humanos (gran sufrimiento)	CONFLICTO DE YA NO SERVIR PARA NADA MÁS. Ya NO puedo ayudar a nadie. Es la marca del tiempo ya en el cuerpo. Soy demasiado débil y ya no puedo ayudar más.	PÉRDIDA DEL ESQUEMA MOTOR "Sé muy bien lo que voy a hacer, pero no sé cómo hacerlo". Desconexión entre lo que quiero hacer y cómo lo hago. "Quería hacer el bien y siempre lo hago mal".	AQUEL QUE BUSCA SU CAMINO -Está en un conflicto de PERDICIÓN. (de estar perdido)

Tablas de Orsatelli de interacción entre piezas dentales

cuadrantes 1 y 2

(Estadística de más de 15 años y miles de pacientes, al investigar en sanidad pública francesa)

N◦ **X** > Conexión con **X** (negrita) y de **mayor** a menor intensidad

18 > 11 28 48 14

17 > 11 46 27

16 > 26 11 46 - 43 36

15 > 16 46 - 41 37

14 > 11 24 36 23 26

13 > 11 46 21 - 16 18

12 > 21 47 - 46 44 17

11 > 21 22 - 36 46 43 14 15 13

21 > 11 12 - 46 36 33 24 25

22 > 11 37 - 36 34 27

23 > 21 36 1 1 - 26 28

24 > 21 14 46 13 16

25 > 26 36 - 31 47

26 > 16 21 36 - 33 46

27 > 21 36 17

28 > 21 18 38 24

Tablas de Orsatelli de interacción entre piezas dentales

cuadrantes 3 y 4

(Estadística de más de 15 años y miles de pacientes, al investigar en sanidad pública francesa)

N◦ **X** > Conexión con **X** (en negrita) de **mayor** a menor intensidad

38 >11 21 26 24 28

37 > 23 21 26 24 28

36 > 23 21 26 - 13 33 38 28

35 > 36 37 21 46 15 23

34 > 32 24 14 - 21 26 46 45

33 > 37 36 - 21 23 26 25 16

32 > 21 26 25 - 28 36 31

31 > 21 37 23 - 26 46 36 33

41 > 11 47 13 - 16 36 46 43

42 >11 15 16 - 18 46 41

43 > 47 46 - 11 13 16 15 26

44 > 42 14 - 11 16 36 24 35

45 > 46 47 11 - 36 25 13

46 >13 11 16 - 36 21 23 26

47 > 13 11 12 17 - 23 43 18 48

48 > 21 11 16 14 18

Mapa Vectorial de Interacciones Psiconeurodentales (Orsatelli)

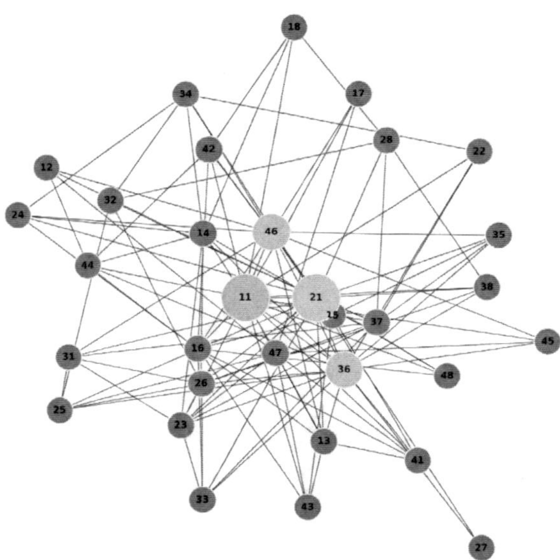

Homenaje a Jean Orsatelli - Estadística Clínica (15 años), Sanidad Pública de Marsella

Notas técnicas a las estadisticas energeticas de Orsatelli

Nota Técnica A: Piezas con todas las conexiones en negrita

Cuando observamos piezas como el 48, 28, 24, 27, 15, 38, 37 o 35, donde todas sus conexiones aparecen en negrita, estamos ante unas piezas donde la psique no jerarquiza, se vincula con igual intensidad en todas ellas.

La memoria emocional almacenada en el cuarzo de estas piezas se dispara como un bloque. Si la pieza 48 (tercer molar inferior derecho) se activa, la conexión con el 21, 11, 16, 14 y 18 es simultánea y de máxima intensidad.

Desde la ingeniería dental, esto sugiere que el material piezoeléctrico de estas piezas específicas está configurado para descargas de alta energía.

Son piezas cuya afectación clínica suele ser más rápida y contundente porque gestionan picos de tensión emocional sin filtros de atenuación.

Nota Técnica B: Espacios deliberados entre piezas

Los huecos o espacios vacíos que aparecen en las secuencias de conexión (incluso entre piezas en negrita) son tan informativos como los números mismos.

Representan un corte de frecuencia, este espacio entre piezas indica que la transmisión de datos por el nervio trigémino sufre una pausa necesaria.

No es un error de la tabla; es una pausa entre un grupo de memorias y el siguiente.

Estos huecos actúan como barreras cortafuegos. Evitan que un conflicto en una cadena (por ejemplo, la cadena del 36) contamine inmediatamente a todas las piezas vinculadas.

Es un mecanismo de protección biológica: el sistema prefiere "perder" una conexión en el espacio para salvar la integridad del resto del cuadrante.

— Anexo IV · Referencias bibliográficas

La numeración AIV corresponde al orden de aparición de referencias de apoyo en el texto.

AIV-1
Damasio, A. (2010).

Self Comes to Mind: Constructing the Conscious Brain.

New York: Pantheon Books.

→ Conciencia corporal, emoción, construcción del yo.

AIV-2
Grau Subirà, J. À.

Artículos y desarrollos en implantología, prótesis e ingeniería dental.

Actividad investigadora, docente y clínica (1995–2015).

→ Planificación protésica, radiología aplicada, abordaje integrativo.

AIV-3
Riutort Sbert, P. (2016).

XX años de docencia e investigación odontológica en la Universitat de les Illes Balears (1995–2015).

Palma: UIB.

ISBN 978-84-608-6917-7. Depósito legal DL PM 374-2016.

→ Docencia universitaria, implantología oral, desarrollo académico.

AIV-4
Federación Española de Empresas de Tecnología Sanitaria (FENIN). (2000).

Libro Verde I+D+I en el sector de productos dentales.

Madrid.

ISBN 84-607-0810-1. Depósito legal V-2661-2000.

→ Investigación y desarrollo en tecnología dental.

AIV-5
Haas, M., Cooperstein, R., & Peterson, D. (1994). Interexaminer reliability of manual muscle testing.Journal of Manipulative and Physiological Therapeutics, 17(6), 384–389.

→ Validación interexaminador del test muscular manual en contexto clínico.

AIV-6
Darwin, C. (1872).

The Expression of the Emotions in Man and Animals.

London: John Murray.

→ Continuidad biológica de la expresión emocional.

AIV-7
Illich, I. (1993).

En el viñedo del texto: Etología de la lectura.

Madrid: Siruela.

→ Lectura, interpretación, transmisión del conocimiento.

AIV-8
FDI World Dental Federation.

FDI two-digit notation system for teeth and areas of the mouth.

Geneva: FDI World Dental Federation.

→ Nomenclatura dental internacional.

AIV-9
Alberts, B. et al. (2015).

Molecular Biology of the Cell.

New York: Garland Science.

→ Epigenética, comunicación celular.

AIV-10
Kahneman, D. (2011).

Thinking, Fast and Slow.

New York: Farrar, Straus and Giroux.

→ Predominio del procesamiento no consciente.

AIV-11
Barker, D. J. P. (1998).

Mothers, Babies and Health in Later Life.

Edinburgh: Churchill Livingstone.

→ Programación fetal, continuidad intergeneracional.

AIV-12
Van den Bergh, B. R. H. et al. (2017).

Prenatal developmental origins of behavior and mental health.

Neuroscience & Biobehavioral Reviews, 117, 26–64.

→ Estrés prenatal, transmisión hormonal.

AIV-13
Zhirnov, V. V. et al. (2016).

Limits to binary logic switch scaling.

Proceedings of the IEEE.

→ Investigación en materiales físicos, cristal.

AIV-14
Waldrop, M. M. (2012).

The chips are down for Moore's law.

Nature.

→ Almacenamiento experimental en cristal.

AIV-15
Microsoft Research. (2019).

Project Silica: Storing Data in Glass.

Microsoft Research White Paper.

→ Almacenamiento de datos en vidrio.

AIV-16
Dorozhkin, S. V. (2010).

Bioceramics of calcium orthophosphates.

Biomaterials, 31(7), 1465–1485.

→ Hidroxiapatita dental.

AIV-17
Melsen, B. (1999).

Biological reaction of alveolar bone to orthodontic tooth movement.

The Angle Orthodontist.

→ Desarrollo maxilar, factores funcionales tempranos.

AIV-18
Ten Cate, A. R. (1998).

Oral Histology: Development, Structure, and Function.

St. Louis: Mosby.

→ Embriología dental y origen común diente–cerebro.